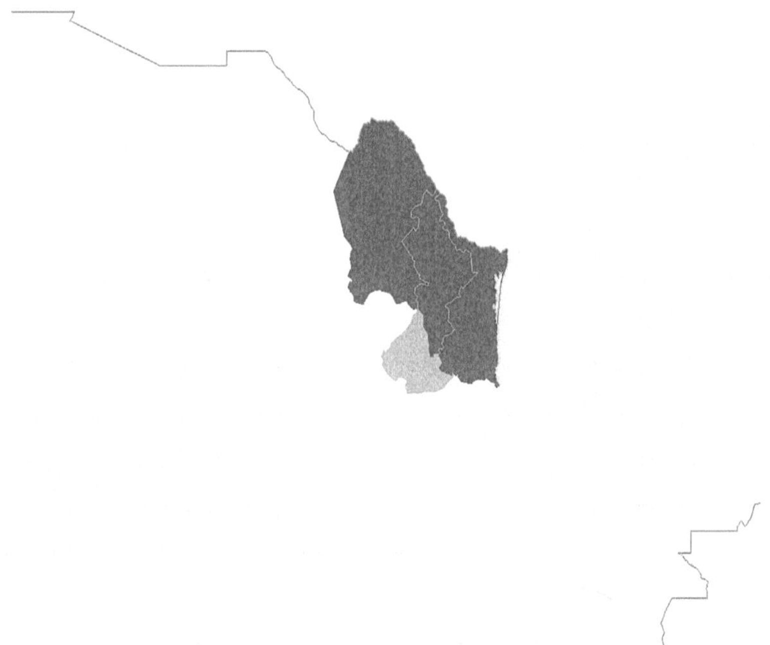

El área de estudio abordada en este trabajo: en negro, Coahuila, Nuevo León, Tamaulipas y la franja fronteriza con Texas. En gris oscuro, el Altiplano potosino.

Plantas medicinales del noreste mexicano

Homero Adame
y
Jorge Adame M.

Plantas medicinales del noreste mexicano

D. R. © 2023 Homero Adame, Jorge Adame M.
Plantas medicinales del noreste mexicano
1ra edición 256 pp
San Miguel de Allende: 2024

Ilustraciones de portada
- Cítrico: https://www.pinterest.es/pin/130604457936258099/
- Cactáceas: https://www.pinterest.es/pin/953003971135982322/
- Diente de león: https://www.pinterest.es/pin/893753488529917633/
- Higuera: https://www.pinterest.es/pin/493777546659743448/

Ilustraciones de contraportada
- Olivo: https://www.pinterest.de/pin/251568329163620437/
- Ajenjo: https://www.pinterest.es/pin/802766702355136683/

Diseño editorial: K. Árkviachz

ISBN: 978-607-29-5066-5

Sistema de clasificación Dewey
615882 - Medicina popular

Clasificación THEMA
VFD - Medicina popular y salud

Advertencia

El material contenido en este libro proviene de diversas fuentes tanto orales como bibliográficas. De muchas de las plantas aquí incluidas se han hecho estudios científicos que avalan algunas de sus propiedades medicinales, de otras más es el resultado del conocimiento empírico o de la tradición que, por generaciones, ha sido parte de la cultura popular de esta zona del país. Nosotros, como recopiladores, de una manera concisa y precavida hemos transcrito y deseamos compartir lo que hemos aprendido y encontrado a lo largo de nuestra investigación y recopilación.

Este tratado no pretende sustituir a la medicina ortodoxa o alópata, pues toda la información en él contenida, que es parte de la herencia cultural de esta región, es una alternativa para cuando la ocasión lo amerita.

Cabe mencionar que en algunas de las fichas se recomienda tomar en consideración las precauciones que se dan, pues sus respectivas plantas podrían ocasionar en el organismo reacciones adversas a las esperadas. De ser así, o en caso de duda, es preferible no utilizarlas y buscar otras opciones o consultar a un experto.

Esperamos que los lectores hagan el mejor uso de este conocimiento popular y que obtengan los mismos beneficios que muchas personas han encontrado en ello, por generaciones. Sin embargo, vale recalcar que la interpretación, el uso y el manejo de toda o parte de la información contenida en *Plantas medicinales del noreste mexicano* es responsabilidad exclusiva de cada usuario.

Los autores

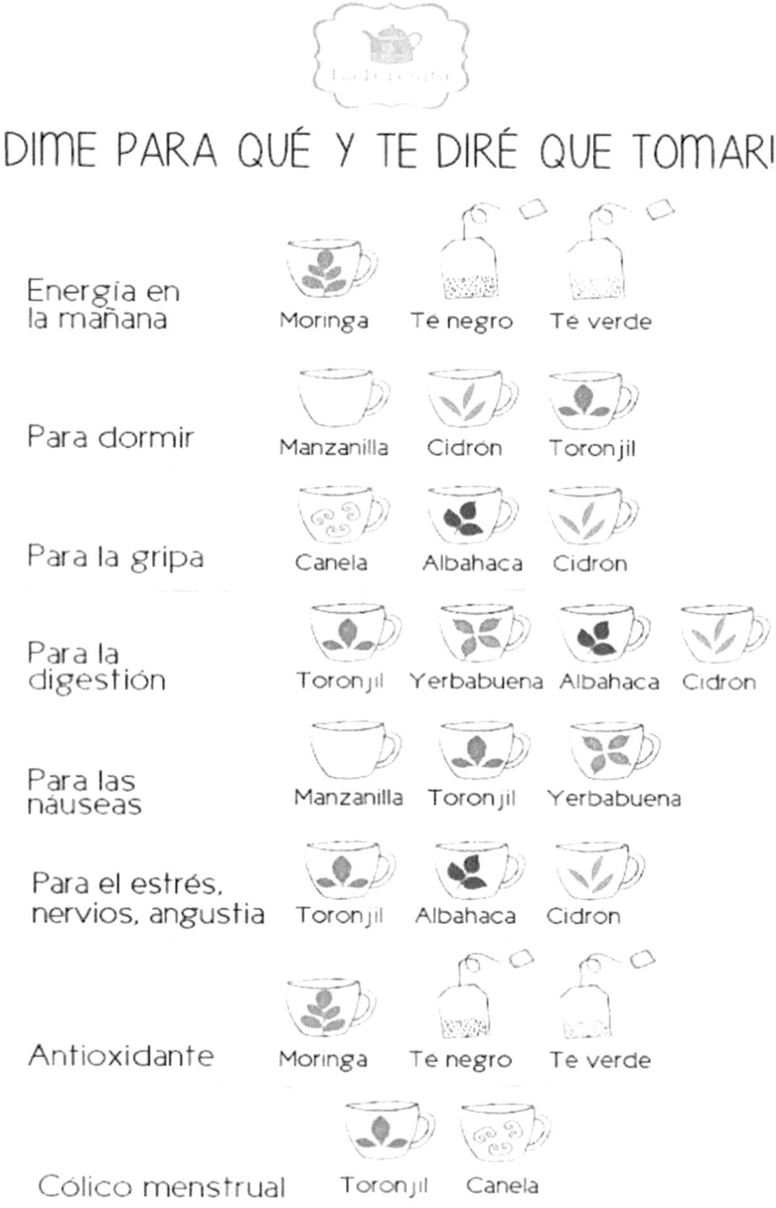

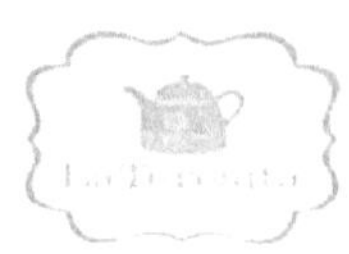

DIME PARA QUÉ Y TE DIRÉ QUE TOMAR!

Energía en la mañana	Moringa	Té negro	Té verde	
Para dormir	Manzanilla	Cidrón	Toronjil	
Para la gripa	Canela	Albahaca	Cidrón	
Para la digestión	Toronjil	Yerbabuena	Albahaca	Cidrón
Para las náuseas	Manzanilla	Toronjil	Yerbabuena	
Para el estrés, nervios, angustia	Toronjil	Albahaca	Cidrón	
Antioxidante	Moringa	Té negro	Té verde	
Cólico menstrual	Toronjil	Canela		

Imagen propiedad de Robin Hood on Twitter tomada de Pinterest

Contenido

B

C

D

E

F

G

H

I

J

L

M

N

O

P

R

S

T

U

V

Y

Z

Parte 2: Otros elementos medicinales

Introducción

Desde épocas prehispánicas, lo que hoy conocemos como México ha contado con una gran tradición de métodos curativos; tradición que abarca más de tres mil años y un espacio geográfico muy amplio. Los elementos que se utilizaban *in illo tempore* y se siguen utilizando hoy en día son de origen tanto vegetal, como animal y mineral.

En la antigüedad, esta tradición se transmitía de manera oral, de generación en generación, hasta que en el siglo XVI se hizo el primer registro escrito, bajo las órdenes de fray Bernardino de Sahagún quien reunió a estudiantes indígenas del colegio de Tlatelolco y los instruyó para recopilar y compartir conocimientos populares en torno a la medicina. Fue así como Martín de la Cruz, un nativo de Tlaltelolco, en lengua náhuatl escribió el primer tratado de herbaria mexicana. Tiempo después, entre 1552 y 1553, otro nativo, el xochimilca Juan Badiano, lo tradujo al latín, surgiendo así el códice de la Cruz-Badiano o simplemente códice Badiano. En algún momento indeterminado, dicho códice fue llevado al Vaticano donde permaneció en el olvido por varios siglos hasta que, en 1931, fue redescubierto en la biblioteca de la Santa Sede por el investigador norteamericano Charles W. Clark. Décadas después, en 1991, el papa Juan Pablo II, durante su segunda visita a México, trajo como "regalo" el citado códice, devolviéndolo así al pueblo mexicano.

Este trabajo, el cual no es más que una continuación de aquel primer registro, lleva por título *Plantas medicinales del noreste mexicano*, entendiendo al Noreste como un extenso territorio comprendido por los estados de Coahuila, Nuevo León, Tamaulipas, norte de San Luis Potosí y sur de Texas que, más allá de lo geográfico, comparten rasgos culturales. En él veremos, primordialmente, algunas de las aplicaciones medicinales de las plantas que se siguen usando en la actualidad. El trabajo es el resultado de más de treinta años de experiencia en la materia; experiencia acumulada tanto en la práctica, como en el aprendizaje de campo y a través de las fuentes bibliográficas. Y más específicamente, es el producto de un proyecto de interés compartido que inició en 1992, tomó forma en 1994 y vio publicada su primera edición en el año 2000 con el título de *Plantas curativas del noreste mexicano y otros remedios*. Ahora, en esta nueva edición tenemos una versión corregida y depurada de aquella publicación que hizo Ediciones Castillo, ya desaparecida editorial de interés general que tenía su sede en la ciudad de Monterrey, N.L.

Ahora bien, se podría decir que México es una gran botica o farmacia natural, pues cuenta con una extensa y muy variada flora medicinal en todo su territorio. Se estima que el número de plantas reconocidas por sus propiedades medicinales es alrededor de tres mil, sin embargo, hay muchas de ellas que aún no han sido estudiadas científicamente, razón por la cual han quedado "relegadas" al uso muy exclusivo de comunidades tanto rurales como indígenas.

Con todo esto, la idea de reducirnos al noreste de México parte del hecho de que la gran mayoría de los tratados sobre este tema ha sido escrita en el centro del país (CDMX), donde se comercia una gran cantidad de plantas que son desconocidas en nuestra zona, además de que también muchos de sus nombres comunes difieren de un lugar a otro. De igual forma, cabe mencionar que muchos libros de etnobotánica, herbaria, herbolaria o botánica medicinal provienen también de países como Argentina, Chile o España, donde la flora es muy distinta a la nuestra. Por lo tanto, una de las intenciones es la de tratar de llenar ese hueco y hacerlo de acuerdo con las necesidades particulares del Noreste.

La metodología que seguimos fue la siguiente:

a) Identificar y seleccionar las plantas de mayor uso en nuestra región.
b) Entrevistar curanderos, herbolarios, biólogos y propietarios de hierberías.

c) Entrevistar gente, principalmente en zonas rurales, para aprender sus remedios.
d) Consultar una extensa bibliografía.
e) Comparar datos proporcionados por los informantes con la bibliografía.

Cabe apuntar que de las plantas que sabíamos que son de las más utilizadas en esta zona, una buena mayoría tiene su hábitat aquí en el Noreste. Asimismo, caímos en cuenta de que muchas otras, que no son originarias de esta región, pero que son igualmente muy populares, provienen de diversos estados, principalmente del centro del país. Por esta razón fueron incluidas.

También diseñamos un formato que fuera accesible y de fácil lectura y consulta. Éste quedó de la siguiente manera:

Nombre común (*Nombre científico*) [Nombre en inglés]

Otros nombres: Muchas plantas tienen y cambian de nombres de una región o país a otro.

Descripción: Explicación breve y somera de algunas de sus características principales. No profundizamos en detalle, pues el objetivo primordial es su uso medicinal.

Hábitat: Se hace referencia donde se dan o crecen estas plantas.

Partes utilizadas: Se menciona cuáles partes de la planta son las utilizadas con fines medicinales.

Propiedades y modos de empleo:

- Se dan una o más instrucciones particulares de uso para las afecciones correspondientes.

Observaciones: Comentarios y explicaciones adicionales sobre algunas plantas y sus cualidades medicinales.

Precauciones: En algunos casos se informa al usuario sobre las propiedades delicadas de la planta y los posibles problemas que su uso puede ocasionar.

Nota: En este punto se agrega algún comentario adicional, no necesariamente de aspecto curativo.

Nota 2: Algunas fichas tienen dos o más notas.

Por otro lado, *Plantas medicinales del noreste mexicano* está dividido en partes, de la siguiente manera:

1. Las plantas medicinales y sus usos. (Esta sección contiene fichas como la arriba descrita).
2. Otros elementos medicinales. (En esta sección se mencionan otros elementos, algunos no necesariamente de origen vegetal, pero de uso común y frecuente en nuestro medio y de utilidad en la medicina tradicional).
3. Índice de enfermedades y sus plantas. (Es una referencia rápida para buscar algo en específico). La versión digital es interactiva, por lo que con un sólo clic en el índice se puede ir directamente a la página deseada.
4. Bibliografía.

Hay que apuntar que uno de los grandes errores, o falacias, en que caen muchas personas es creer que «algo por ser natural, no daña». «Si no te hace bien, tampoco te hace mal y puedes tomarlo despreocupadamente». Para entender mejor esto podríamos dividir las plantas en cuatro tipos, de acuerdo con algunas de sus características y propiedades medicinales.

1. Las plantas benignas: son aquellas que pueden usarse sin problemas colaterales conocidos.
2. Las plantas de uso o de empleo delicado: son aquellas que, debido a sus propiedades, es recomendable ingerirse con sumo cuidado, siguiendo las dosis e indicaciones señaladas o dadas por un experto. Algunas de ellas pueden presentar ciertos problemas colaterales.
3. Las plantas tóxicas: son aquellas que son dañinas para el organismo. En este segmento se incluyen algunas plantas psicotrópicas (consideradas como drogas por sus propiedades alucinógenas) que son de uso ilegal y, por tal razón, deben evitarse.
4. Las plantas venenosas: son aquellas que, debido a sus sustancias altamente nocivas, pueden causar serios trastornos al organismo o incluso la muerte.

Para las plantas tóxicas y/o venenosas (incisos 3 y 4) se incluyeron comentarios en torno a las precauciones que se deben tomar previo a o durante el uso de tales plantas.

Otro de los errores es pensar que, gracias a la ciencia herbaria o herbolaria, el usuario sanará con rapidez. Aquí hay que tomar en cuenta que, al igual que con la homeopatía, con las plantas los efectos se ven más lentamente que con los fármacos de patente.

Por otro lado, también se puede observar que, en casi todas partes del mundo, cada día hay más personas que están optando o retomando los productos naturales debido a que se han percatado de que ésta es la mejor manera de llevar una vida más saludable o tener una mejor calidad de vida. Gracias a ello, los conocedores de la medicina natural han retomado las prácticas y conocimientos ancestrales, aplicados a la vida moderna.

Ahora bien, con todo esto, muchas de las propiedades medicinales de las plantas y de otros elementos están siendo investigadas científicamente en un sinnúmero de laboratorios de todo el mundo. Además, una buena cantidad de los medicamentos de patente tiene su base en las plantas medicinales; es decir, la farmacopea moderna en gran medida se basa en la naturaleza.

Como todo trabajo de investigación también tiene sus bemoles, debemos mencionar que a lo largo de este estudio encontramos algunas discrepancias técnicas, sobre todo en los nombres científicos de algunas plantas. Por ejemplo, al cotejar y comparar los nombres en otros tratados descubrimos que muchos difieren entre sí, además de que otros castellanizaron el uso del latín. Asimismo, hubo casos donde no fue posible encontrar las características de ciertas plantas o sus nombres en inglés, sin que esto haya afectado de manera alguna la información de la ficha correspondiente.

Cabe mencionar que meses antes a la publicación de la edición original de este libro, en el año 2000, la Secretaría de Salud publicó en el Diario Oficial de la Federación, el 15 de diciembre de 1999, una lista de plantas que, a partir de tal fecha, quedaban prohibidas para su venta, frescas o secas para preparación de tés, infusiones o como suplementos alimenticios. La lista era larga y las reacciones en contra fueron inmediatas, pues muchos conocedores y expertos arguyeron que era inaceptable una prohibición de tal naturaleza hacia plantas que han sido parte de los usos y costumbres ancestrales cuando, en realidad, las prohibiciones debían ser dirigidas hacia algunos fármacos cuyas reacciones secundarias o colaterales resultaban más dañinas para la salud. Varias de las plantas contenidas en aquella lista, como la acacia, el epazote, la gobernadora, el poleo, por citar cuatro ejemplos, están incluidas en este trabajo y, por ello, se agregaron observaciones, precauciones o notas pertinentes; el resto, que son la mayoría de las incluidas en la cuestionada lista, no son plantas de uso común en nuestra región y, por tal razón, no forman parte de esta recopilación. Sin embargo, cabe añadir que más de dos décadas después, aquella lista o quedó obsoleta o fue rebasada por la modernidad y/o nuevos estudios, dado que muchas de esas plantas proscritas hoy en día son mencionadas y recomendadas en muchísimos sitios de Internet.

Es importante subrayar que en este tratado no se pretende dar dosis o fórmulas exactas de plantas medicinales para elaborar brebajes o pócimas curativas, pues es común que en muchas ocasiones los informantes o las fuentes bibliográficas den cantidades que difieren entre sí, salvo en aquellas de uso delicado, donde sí aparecen las dosis más recomendables. De tal manera, siempre es importante que el propio interesado, a través de la experiencia, estudio y observación, compruebe la eficacia de las hierbas en la curación de las enfermedades; con el conocimiento que le dará su práctica podrá fácilmente elegir el medicamento adecuado y más eficaz para curar la enfermedad o la dolencia que le afecte a él, ella o a algún miembro de su familia.

Una nota final de *advertencia*: como autores de este libro hemos recopilado una pequeña parte de este conocimiento milenario; hemos transcrito los usos que, según los informantes y la bibliografía, han sido benéficos para muchísimos usuarios. Sin embargo, reiteramos, no son responsabilidad nuestra ni de los editores los resultados o efectos no deseados en quien siga los modos de empleo mencionados en el libro. Cada usuario es responsable de la dosificación y automedicación del material contenido en este trabajo.

Homero Adame
y
Jorge Adame M.
Invierno de 2024

Parte 1

Las plantas medicinales y sus usos

Aguacate

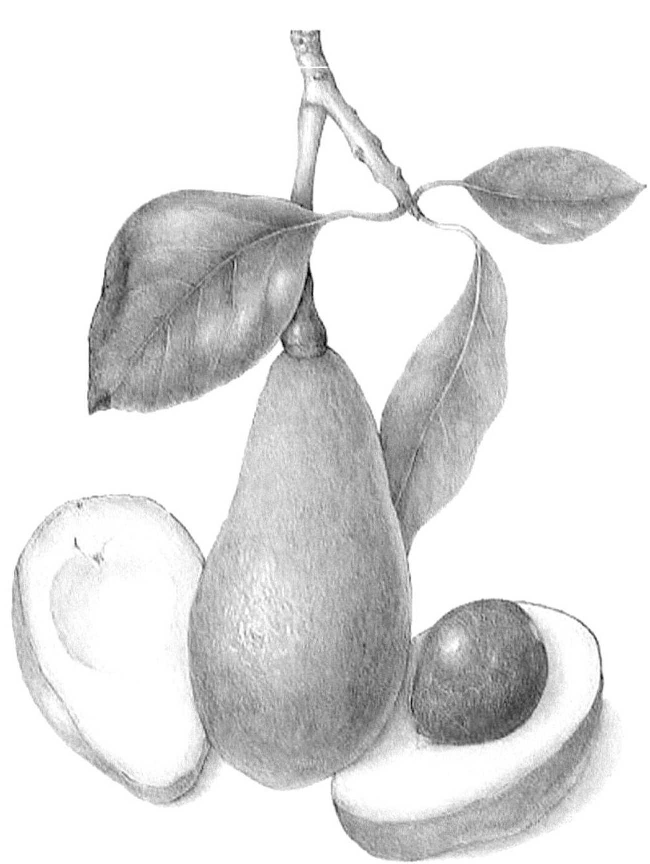

Imagen propiedad de Cristian Ruiz de Villegas. Tomada de Pinterest.

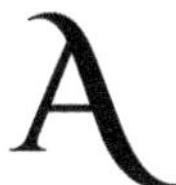

Acacia (*Acacia sp.*) [Acacia / Mimosa]

Otros nombres: Mimosa amarilla.

Descripción: Árbol espinoso de la familia de las fabáceas que, en algunas especies, puede sobrepasar los diez metros de altura. Su tronco es resinoso; las ramas, espinosas; las hojas compuestas están divididas en hojuelas; las flores son pequeñas, de color amarillo, globosas y aromáticas en primavera. La resina o goma se extrae haciendo incisiones en el tronco.

Hábitat: Crece silvestre en zonas cálidas del país.

Partes utilizadas: Las hojas y la resina, también comúnmente conocida como «goma arábiga».

Propiedades y modos de empleo:

- Como emoliente para sanar las quemaduras o problemas leves en la piel: mezclar la goma con clara de huevo, se forma una pasta que se aplica en la parte afectada.
- Contra problemas digestivos, como la colitis: tómese la infusión de las hojas.

Observaciones: En nuestro país existen 51 tipos distintos de acacias, de las cuales 11 crecen en los estados del Noreste (Coahuila, Nuevo León, San Luis Potosí y Tamaulipas). Todas ellas producen o segregan resina cuando el tronco o ramas sufren una incisión. A esa resina se le conoce como goma arábiga. Véase también **Huizache**.

Precauciones: Algunas especies del género acacia, como la *Acacia gregii*, pueden ser tóxicas, por ello es recomendable evitarlas o consultar a un experto.

Nota: Se tiene registro de otras plantas con el nombre común de Mimosa que también pertenecen a la familia de las fabáceas, pero tienen otras características y usos.

Acelga (*Beta vulgaris L.*) [Chard]

Descripción: Planta hortense de la familia de las amarantáceas, de raíz delgada; tallo, grueso y blanquecino; las hojas son comestibles, jugosas, lisas, grandes y verdes.

Hábitat: Se cultiva para fines comerciales en huertos.

Partes utilizadas: Las hojas.

Propiedades y modos de empleo:

- Como alimento: por su alto contenido de vitaminas B^1 B^2 y C, además de calcio, fósforo, hierro, potasio y sodio, inclúyanse las acelgas en la dieta diaria.
- Contra problemas de artritis: comer diariamente las hojas, crudas o cocidas, sin tallos. Además, pueden aplicarse como cataplasma sobre las partes doloridas.
- Contra abscesos e inflamaciones: sobre las zonas afectadas se aplica una cataplasma con acelgas y cebollas en partes iguales. También se ingiere el caldo donde fueron cocidas.
- Contra el estreñimiento: se comen las hojas crudas en ensalada. También tómese el agua donde fueron hervidas. Es ligeramente laxante.
- Contra problemas hepáticos: se prepara un caldo con las hojas y se bebe. También se pueden aplicar cataplasmas tibias sobre la región hepática.
- Contra la osteoporosis: incluir acelgas en la dieta semanal, pues por ser ricas en vitamina K2, este nutriente ayuda al tejido óseo.

Nota: Las acelgas verdes y blancas presentan las mismas propiedades medicinales.

Achicoria (*Chicorium intybus L.*) [Wild chicory]

Descripción: Planta herbácea de la familia de las asteráceas que llega a medir hasta un metro de altura. Sus hojas son comestibles, de color verde oscuro; las flores, grandes y azules.

Hábitat: Crece silvestre o se cultiva en el centro y sureste del país.

Partes utilizadas: Las hojas y la raíz.

Propiedades y modos de empleo: Como emoliente, galactógena, depurativa, digestiva, diurética, hepática, para combatir cólicos biliares, como laxante y tónico tómese en té las hojas y raíces tres veces al día, una taza antes de cada comida.

Aguacate (*Persea americana*) [Avocado]

Descripción: Árbol que llega a medir hasta 15 m de altura; pertenece a la familia de las lauráceas, género persea. Su tallo es leñoso y la corteza aromática. Las hojas son lisas, en forma oval; las flores, blancas o amarillentas, pequeñas, de una bráctea. El fruto, preciado por su sabor, es carnoso y muy aceitoso.

Hábitat: Originario de México, se cultiva en lugares cálidos y templados; en el noreste del país lo encontramos principalmente en Nuevo León y Tamaulipas.

Partes utilizadas: Las hojas, fruto, semilla y cáscara.

Propiedades y modos de empleo:

- Como afrodisíaco: comer aguacate en abundancia estimula la libido.
- Contra la epilepsia: preparar una infusión de toronjil con una pizca de polvo del hueso del aguacate y beber dos o tres tazas diarias.
- Para prevenir la caída del cabello: frótese el cuero cabelludo con la piel del aguacate que todavía contenga algo de pulpa. (En tiendas de autoservicio y naturistas se puede conseguir el aceite de aguacate que tiene el mismo uso).
- Contra el eczema y la psoriasis: aplicar la pulpa sobre las partes afectadas de la piel. También incluir aguacate en la dieta diaria.
- Como emenagogo para ayudar contra la menstruación retenida y cólicos menstruales: beber el té de las hojas tres veces al día.
- Contra la radiación por Rayos X: cómase aguacate en abundancia, sin sal, cuando se ha estado expuesto a este tipo de radiaciones por largos periodos.
- Contra la tos: hágase un té con las hojas y tomarlo caliente sin endulzar.
- Como vermífugo: prepárese un té con la cáscara y el hueso, y bébase en ayunas por unos diez días.

Nota 1: Hay regiones donde el aguacate es considerado como verdura, mientras que en otras los usan como fruta para preparar dulces y helados, entre otros manjares.

Nota 2: Existe otro árbol de la misma familia, la pagua (*Persea schiedeana*), que produce frutos más grandes y aceitosos, pero menos populares en el mercado.

Nota 3: Su etimología viene del náhuatl *ahuacatl* "fruto del aguacate", que significa testículo.

Ajenjo (*Artemisia absinthium / Artemisia laciniata*) [Sagebrush / Wormwood]

Otros nombres: Hierba santa.

Descripción: Planta vivaz y perenne, de aproximadamente un metro de altura, que pertenece a la familia de las compuestas. Sus hojas son blanquecinas o verde claras y de sabor muy amargo; sus flores pequeñas y aromáticas son numerosas, de color amarillo verdoso.

Hábitat: Crece silvestre en los jardines y en el campo.

Partes utilizadas: Las hojas.

Propiedades y modos de empleo:

- Contra todo tipo de parásitos intestinales y para limpiar el colon: hágase una infusión con hojas de esta planta y, una vez colada, agréguese un poco de aceite de ricino. Después se aplica en lavativa.
- Como antiséptico: hervir unas ramitas y con el agua lavar las partes afectadas.
- Para aumentar la circulación sanguínea: beber media taza de té en ayunas.
- Contra la debilidad general y estomacal: en una botella de vino blanco echar nuez moscada y unas ramitas de ajenjo; se toma una copa todas las mañanas.
- Como emenagogo: beber dos o tres tazas diarias del cocimiento de las hojas.
- Contra la intoxicación: a los primeros síntomas tómese el té caliente, repitiendo la dosis hasta que el problema haya pasado.
- Contra las migrañas: beber media taza de té tan pronto se presenten los dolores.

Precauciones: No debe abusarse de esta planta porque puede causar trastornos al sistema nervioso y más a las personas muy sensibles o nerviosas. Tampoco se use cuando haya irritación estomacal o se tenga problemas de insomnio.

Nota 1: El consumo del ajenjo debe ser moderado y, de preferencia, monitoreado por un especialista.

Nota 2: El licor hecho de ajenjo también posee algunas propiedades medicinales, principalmente estomacales y digestivas, además de aperitivas.

Ajo (*Allium sativum*) [Garlic]

Descripción: Planta de la familia de las liliáceas que llega a medir hasta 40 cm de altura. Sus hojas son delgadas; las flores, pequeñas de color blancuzco; el bulbo, o cabeza, de aroma fuerte y penetrante, es redondo y está compuesto de aproximadamente 15 bulbillos, o dientes, que aparecen forrados por laminillas de color blanco, morado o rosado.

Hábitat: Se cultiva para uso comercial en las regiones del Noreste, así como en diversas partes del país.

Partes utilizadas: Las hojas y los bulbos.

Propiedades y modos de empleo:

- Como afrodisíaco: comer diariamente dos ajos machacados con aceite de oliva y sal e incluir aguacate en la dieta.
- Como antibiótico, antiviral y para desintoxicar el cuerpo, incluyendo intoxicaciones causadas por DDT, ambiental, por aluminio o por mercurio: se utilizan los dientes de ajo machacados, los cuales se comen de uno a seis diarios (dos dientes tres veces al día). La primera toma debe hacerse en ayunas. También ingerir tres o cuatro cápsulas diarias surten el mismo efecto.
- Contra la arteriosclerosis, para reducir el colesterol malo (LDL) y para disminuir la presión arterial: ingerir diariamente dos o tres dientes de ajo partidos. Si prefiere las cápsulas, tómense tres o cuatro de ellas cada día, de preferencia en las comidas.
- Para quitar los callos y/o disminuir los juanetes o espolones: se machacan diez dientes de ajo y se mezclan con vaselina o manteca vegetal o aceite de linaza y se aplica por las noches sobre las callosidades hasta que se ablanden y puedan quitarse sin dolor. También se pueden aplicar compresas con la misma mezcla.
- Contra la candidiasis: hacerse lavados vaginales con el agua de diez dientes de ajos hervidos.
- Para prevenir el cáncer en el estómago, la colitis, problemas cardíacos y el enfisema: comer al menos un diente de ajo diariamente.
- Contra la ciática: ingiéranse de cuatro a seis cápsulas de ajo al día hasta que desaparezcan los dolores.
- Contra la diabetes: comer uno o dos dientes de ajo al día aumenta la insulina.
- Como diurético y contra el edema: comer un diente de ajo cada

mañana estimula las funciones renales y elimina los líquidos retenidos en las articulaciones.

- Como estimulante y contra la fatiga causada por hongos internos: cómanse dos o tres dientes de ajo al día.
- Contra la hipotensión: tomar dos dientes de ajo, uno en ayunas y otro con la comida. Si se prefiere usar las cápsulas inodoras, debe seguirse las sugerencias de uso que puede ser de seis a ocho cápsulas diarias.
- Contra los hongos cutáneos (externos), en las uñas y la sarna y la tiña: antes de acostarse úntese ajo fresco sobre las partes afectadas. También se puede elaborar una tintura con yodo blanco, agregándole una buena cantidad de dientes de ajo molidos, la cual se aplica en las partes afectadas.
- Contra los hongos internos: cómanse diariamente dos dientes de ajo.
- Contra la indigestión: a los primeros síntomas se hierven tres dientes de ajo y se bebe una taza del cocimiento caliente.
- Contra la leucorrea: se hacen baños vaginales con el agua de cinco dientes de ajo hervidos.
- Para prevenir las mordeduras de víbora: cuando se planee salir al campo, o se ande en lugares donde habitan las serpientes, restriéguese ajo en la sección externa de los zapatos y en la parte baja del pantalón. Esto hará que los reptiles huyan sin atacar.
- Contra los moretones: se pone un emplasto de las hojas remojadas sobre las partes afectadas.
- Contra las náuseas: se toma un compuesto tibio de ajo, alfalfa y menta.
- Contra el dolor de oídos: se aplica un diente de ajo tatemado y puesto en un pedazo de algodón, el cual se coloca en el oído durante toda la noche.
- Contra el pie de atleta: después de haberse bañado y secado los pies, se aplica el jugo de ajo en las llagas y los pies.
- Contra picaduras de animales o insectos: se restriega el jugo de varios ajos machacados sobre las partes afectadas.
- Contra los reumas: macérese una cabeza de ajo y métase alcohol, el cual se deja reposar por varios días. Una vez lista la mezcla se frotan las partes afectadas con ella por la mañana y por la noche.

- Para fortalecer las uñas: se unta el jugo de un diente de ajo sobre ellas.
- Como vermífugo, para eliminar los parásitos intestinales: en ayunas, comer uno o dos dientes de ajo.

OBSERVACIONES: El humo de las hojas secas de la planta al quemarse alejan las moscas, mosquitos y algunos animales ponzoñosos. Antes de consumir ajo crudo, se recomienda hacerle unos cortes al diente, o machacarlo un poco, para así ayudar al aparato digestivo que lo digiera con mayor rapidez.

NOTA 1: En tiendas naturistas y farmacias expenden cápsulas de ajo sin olor, siendo éstas menos efectivas que el diente natural. La tintura suele ser bastante efectiva.

NOTA 2: Sin ser concluyente para el tema pandémico de CoVid 19, se estima que el ajo puede resultar benéfico para prevenir o contrarrestar los síntomas de este mal que afecta las vías respiratorias.

NOTA 3: En tiendas naturistas venden ajo negro (*Allium nigrum*), producto de origen japonés utilizado principalmente para estimular la circulación y prevenir enfermedades cardiovasculares.

AJONJOLÍ (*Sesamum indicum*) [Sesame seed]

OTROS NOMBRES: Sésamo.

DESCRIPCIÓN: Planta de la familia de las pedaliáceas que mide un metro de altura. Su tallo es recto, con numerosas hojas cerradas, casi triangulares; las flores son blancas o rosadas; el fruto contiene numerosas semillas amarillentas comestibles de las que se extrae aceite.

HÁBITAT: Se cultiva en huertos del centro de la República.

PARTES UTILIZADAS: Las semillas y el aceite que se extrae de las mismas.

PROPIEDADES Y MODOS DE EMPLEO:

- Para prevenir abortos, para aumentar la leche materna, como laxante y contra resfriados o catarro: se tuestan las semillas y se muelen hasta obtener una pasta que se mezcla con agua tibia azucarada y se sorbe en cucharadas.
- Para embellecer el cabello: aplicar el aceite de ajonjolí y dejarse sobre el cuero cabelludo por media hora, después se lava con champú para quitar lo aceitoso.

Albahaca (*Ocimum basilicum L.*) [Sweet basil]

Otros nombres: Albahaca blanca / Albahaca morada / Albahaca mota / Albácar / Albácar chiquita.

Descripción: Planta de la familia de las labiadas o lamiáceas que crece aproximadamente 45 cm de altura. Su tallo es ramoso y frágil; las hojas oblongas, de aroma fuerte y agradable, son de color verde claro y las flores pueden ser blancas o moradas.

Hábitat: Se cultiva en lugares húmedos y en jardines de todo el país.

Partes utilizadas: Las hojas y las flores.

Propiedades y modos de empleo:

- Como antidepresiva, carminativa, diurética, emenagoga y estimulante, contra el dolor de oídos, el reumatismo y como vermífuga: se hierven 20 gr de hojas en un litro de agua y se bebe como agua de uso; se puede endulzar con azúcar o preferentemente con miel de abeja.
- Como antidepresivo: tomar el té o mezclarlo con limonada. Licúense las hojas frescas con limón y con miel de abeja y tómese como refresco. También, debido a su terapéutico y agradable aroma, llévese durante todo el día una pizca de hojas en los bolsillos, principalmente de la camisa o blusa.
- Contra el insomnio: se colocan unas hojas debajo de la almohada para relajarse y dormir bien. Asimismo, se puede tomar un té caliente, media hora antes de acostarse, de estas hojas y de naranjo agrio.
- Como relajante: beber una o dos tazas diarias del té de la planta. También llevar siempre una ramita en el bolsillo de la camisa o blusa.

Nota 1: Hay quienes utilizan la albahaca chiquita como amuleto de buena suerte al tenerla fresca en los negocios o en el hogar. Se dice que si se seca muy pronto es indicio de envidias.

Nota 2: En algunas regiones del país se tiene la costumbre de dejar remojando hojas de albahaca en una cubeta de agua durante toda la noche y a la mañana siguiente riegan la calle, con todo y hojas, afuera de su negocio o casa para atraer, según se cree, la buena fortuna.

Nota 3: Cuando la albahaca está en floración hay que cortar las semillas para que pueda seguir creciendo, de lo contrario se pone muy talluda y caduca más rápido.

ALCACHOFA (*Cynara scolymus*) [Artichoke]

DESCRIPCIÓN: Planta hortense de la familia de las compuestas, género de los cardos, que llega a medir hasta un metro de altura. Sus hojas son grandes y de punta espinosa; la flor puede ser blanca o violeta, con muchos pistilos.

HÁBITAT: Se cultiva en huertos en distintas partes del país.

PARTES UTILIZADAS: Las hojas y el centro o corazón.

PROPIEDADES Y MODOS DE EMPLEO:

- Como antidiabético y contra la hipoglucemia: se recomienda comer las alcachofas diariamente dado que ayuda a controlar los niveles de azúcar.
- Contra problemas hepáticos, como la ictericia y la cirrosis, afecciones renales y reumatismo: cuézanse las alcachofas, cómanse y también bébase el caldo.
- Como laxante: comer de tres a cuatro alcachofas bien cocidas.
- Contra la anemia: tómese el caldo de alcachofa con un poco de sal y combinado con acelgas y/o espinacas.
- Para depurar de la sangre: se bebe el caldo o agua que se usó para hervir la alcachofa.

ALFALFA (*Medicago sativa*) [Alfalfa]

DESCRIPCIÓN: Planta herbácea perenne de la familia de las papilionáceas que mide 60 cm de altura aproximadamente. Sus hojas, verdes y pequeñas, contienen altas cantidades de clorofila y nutrientes; las flores son azuladas y violáceas.

HÁBITAT: Se cultiva en el sur de Nuevo León y Tamaulipas y en lugares ganaderos de casi en todo el país.

PARTES UTILIZADAS: Las hojas, los pétalos, las flores y los germinados.

PROPIEDADES Y MODOS DE EMPLEO:

- Para alcalinizar y desintoxicar la sangre y contra la alcalosis: beber de dos a tres vasos diarios del jugo de las hojas frescas, el primero en ayunas. También puede tomarse como té.
- Para quitar el acné: lavarse el cutis con el cocimiento de la planta hervida.
- Contra la anemia y el raquitismo; para estimular la glándula pituitaria y tranquilizar el sistema nervioso: échese en la licuadora agua fría, alfalfa fresca, trocitos de piña, un chorro de limón y miel de abeja al gusto. Después se licúa, se cuela y queda

listo para tomarse. Puede mezclarse con limonada o con jugo de zanahoria o de papaya.

- Para prevenir la apendicitis: tomar por la mañana un vaso del jugo de alfalfa con zanahoria.
- Contra el cáncer en el estómago y de mama: ingerir tres tazas de té mezclado con semillas de linaza.
- Contra el colesterol malo (LDL): beber diariamente dos o tres vasos de jugo fresco de alfalfa con piña y limón.
- Para disminuir la colitis y contra problemas del colon: tomar jugo de alfalfa con polen hasta que disminuya la inflamación y el dolor.
- Contra la diverticulosis: beber el té caliente de la planta tres veces al día.
- Contra el edema y para desinflamar el hígado y los riñones: tomar el jugo de alfalfa como agua de uso. Se puede combinar con alguna fruta, como la piña, o con zanahoria.
- Contra la esclerosis: ingiérase diariamente un vaso del jugo de alfalfa mezclado con salvado y jugo de un limón.
- Contra espasmos: aplicarse cataplasmas con las hojas hervidas sobre las partes afectadas.
- Como fungicida, contra los hongos en la piel: dejar remojando en agua tibia las hojas de la planta por media hora, después aplicárselas como cataplasma en las partes afectadas. Si se trata de hongos tipo pie de atleta o en lugares donde no se puede mantener la cataplasma, simplemente hágase lavados con el agua de alfalfa sobre las partes afectadas y también restriéguense esas mismas áreas con las hojas remojadas.
- Como galactógena, para aumentar la leche materna: la madre lactante debe tomar agua y/o té de alfalfa diariamente.
- Para fortalecer el sistema glandular, en especial la glándula pituitaria: beber diariamente el jugo hecho de la planta.
- Contra la indigestión: al sentir los primeros síntomas, tómese el jugo de alfalfa hasta sentir mejoría.
- Contra el hipotiroidismo: tomar el té de alfalfa hervido con hojas de diente de león tres veces al día.
- Como laxante: gracias a la gran cantidad de fibra que contiene, es recomendable comer las hojas en ensalada, además de beberlas en jugo sin licuar.

- Para quitar el mal aliento: hacer buches y gargarismos con el jugo de alfalfa y de limón.
- Contra la pulmonía: desde los primeros síntomas se debe tomar bastante jugo fresco de alfalfa.
- Para mantener sano al sistema inmunológico: beber un vaso de jugo de alfalfa al día y en ayunas, acompañado con un diente de ajo y jugo de medio limón.
- Como tónico cerebral: además de tomar un vaso de jugo diariamente, hay que consumir los germinados crudos de la planta en la dieta diaria.

PRECAUCIONES: Es muy importante lavar bien las hojas de alfalfa y desinfectarlas, pues es sabido que muchos cultivos se riegan con aguas no tratadas.

ALICOCHE (*Echinocereus conglomeratus / Echinocereus dubius*) [Rainbow cactus]

DESCRIPCIÓN: Cactácea carnosa, espinosa, cuyos tallos llegan a medir hasta 15 cm de largo. Su fruto es carnoso y comestible.

HÁBITAT: Crece silvestre en las zonas áridas del país.

PARTES UTILIZADAS: La porción carnosa de la planta.

PROPIEDADES Y MODOS DE EMPLEO:

- Contra contusiones y golpes: se limpia muy bien la planta, quitándosele todas las espinas y la piel. Después se unta la pulpa jugosa sobre la parte afectada y se cubre con un lienzo o una venda.

ALOE (véase **ZÁBILA**)

ALTAMISA (*Ambrosia artemisiaefolia l.*) [Mugwort]

OTROS NOMBRES: Artemisia / Hierba amargosa.

DESCRIPCIÓN: Planta herbácea de la familia de las compuestas que mide hasta 80 cm de altura. Sus hojas son aromáticas y tienen un sabor amargo y acre; las flores son pequeñas, blancas y de corola amarilla.

HÁBITAT: Crece principalmente en zonas áridas.

PARTES UTILIZADAS: Toda la planta.

PROPIEDADES Y MODOS DE EMPLEO:

- Para prevenir el aborto: tomar el cocimiento de la planta dos veces al día, una en ayunas y la otra antes de acostarse.

- Como antihelmíntico (para expulsar lombrices intestinales): se beben tres tazas de té caliente preparado con las hojas de esta planta. La primera toma debe ser en ayunas.
- Como digestivo: tómese una taza caliente de este té después de cada comida, hasta sentir mejoría.
- Para bajar la fiebre: antes de acostarse bébase un té caliente y bien cargado de las hojas. También es efectivo aplicarse un emplasto con las hojas húmedas y calientes sobre la frente y el pecho o garganta.

NOTA: En curanderismo, esta planta se utiliza para limpias o barridas, pues se dice que ahuyenta las malas vibraciones y los embrujos.

AMOLE (véase **LECHUGUILLA**)

ANACAHUITA (*Cordia boissieri*) [Anacahuita / Mexican olive / White cordia]

OTROS NOMBRES: Anacahuite / Rasca viejo / Trompillo.

DESCRIPCIÓN: Arbusto de la familia de las borragináceas que llega a medir hasta seis metros de altura. Su tallo es leñoso, de corteza color gris; las hojas son alternas, ovales dentadas, vellosas, de color verde por el anverso y grisáceas por el reverso; las flores son de color blanco; el fruto es redondo, de color verde amarillento y contiene hasta cuatro semillas.

HÁBITAT: Crece silvestre en Nuevo León, Tamaulipas, zonas de Coahuila y en la Región Media de San Luis Potosí.

PARTES USADAS: El tronco, las flores y el fruto.

PROPIEDADES Y MODOS DE EMPLEO:

- Para problemas respiratorios leves: hiérvanse las flores y el fruto y bébanse de una a tres tazas al día.
- Contra problemas respiratorios severos: se prepara un té con las flores, frutos y el tronco sin la corteza; puede endulzarse. Tómese de dos a seis tazas diarias.
- Contra la tuberculosis: tómense diariamente cinco tazas del cocimiento caliente del tronco, sin la corteza.

PRECAUCIONES: Evítese comer la frutilla cruda porque puede provocar mareos; solamente es curativa cuando ha sido hervida o cocida.

NOTA: El fruto de este arbusto, que es representativo del estado de Nuevo León, es alimento de cabras y venados.

Angélica (*Archangelica officinalis*) [Angelica]

Descripción: Planta aromática, herbácea, de la familia de las umbelíferas que llega a medir hasta dos metros de altura. Sus hojas grandes, ovaladas y dentadas son de color verde; las flores, pequeñas, de color blanco verdoso amarillento; los frutos, pequeños y ovalados.

Hábitat: Crece en lugares húmedos y templados.

Partes utilizadas: Toda la planta, en especial las semillas y la raíz.

Propiedades y modos de empleo:

- Contra el alcoholismo: tomar el té de la raíz cuando se tiene la necesidad de consumir alcohol.
- Contra la anorexia y la bulimia: bébase media taza de té antes de cada comida.
- Como carminativo, contra los gases intestinales y la debilidad estomacal: primero se prepara una bebida con vino tinto o blanco y las semillas maceradas, dejando reposar por una semana. Se toma una copita después de la comida principal.
- Como emenagogo, para estimular el flujo menstrual: después de las comidas beber un té hecho con las hojas, la raíz y las semillas.
- Contra dolores producidos por la gota: hervir la raíz y las semillas y tomar el cocimiento tres veces diarias.
- Contra la migraña: se beben tres veces diarias el té de la raíz de esta planta con valeriana y lechuga.
- Contra el dolor en los oídos: se hace un emplasto con las hojas remojadas y se pone sobre las orejas.
- Para cuidados de la piel: prepárese un ungüento con las hojas de esta planta y con vaselina y aplíquese sobre la piel reseca y/o dañada.
- Como sudorífico: tomar el té de la raíz muy caliente, luego arroparse bien y meterse a la cama para que surta el efecto deseado.

Anís chiquito (*Pimpinella anisum l.*) [Anise seed]

Otros nombres: Anís común / Anís verde.

Descripción: Planta herbácea perteneciente a la familia de las umbelíferas. Su tallo es ramoso; las flores son pequeñas, de color blanco o azul pálido; los frutos, verdosos, aromáticos y de sabor agradable.

Hábitat: Se cultiva en el centro del país.

PARTES UTILIZADAS: Las semillas.

PROPIEDADES Y MODOS DE EMPLEO:

- Como carminativo, contra gases y flatulencias: tómese una cucharada de miel de abeja con las semillas de anís chiquito machacadas. También puede hacerse un té caliente con las semillas y endulzarse con miel.
- Como digestivo, contra gastroenteritis y diurético: beber el té de anís, solo o con manzanilla y endulzado con miel de abeja, por dos o tres semanas.
- Como galactógeno, para aumentar la leche materna: tomar de una a tres tazas diarias de té caliente.
- Contra la sinusitis: bébase una taza de té caliente antes de acostarse. También se hacen inhalaciones con el vapor del té cuando está hirviendo.
- Para mejorar la memoria: tómese el té caliente en ayunas diariamente. Se puede endulzar con miel de abeja.
- Como tranquilizante: tómese una taza de este té antes de acostarse; además ayuda a conciliar el sueño.

OBSERVACIONES: Al ingerirse en altas dosis, la orina emite un olor desagradable.

ANÍS ESTRELLA (*Illicium verum*) [Star anise seed]

OTROS NOMBRES: Anís de China / Anís estrellado.

DESCRIPCIÓN: Árbol de la familia de las apiáceas que alcanza 15 m de altura. Su fruto es pequeño, capsular en forma de estrella, tiene una corteza dura de color marrón rojizo y aroma de anís.

HÁBITAT: Se cultiva principalmente en el centro del país, aunque es originario de China.

PARTES UTILIZADAS: El fruto.

PROPIEDADES Y MODOS DE EMPLEO:

- Como carminativo; digestivo; tónico: tómese en té dos o tres tazas diarias, por una semana como máximo.

OBSERVACIONES: Tiene las mismas propiedades que el Anís chiquito e, igualmente, consumido en altas dosis la orina adquiere un olor desagradable.

PRECAUCIONES: El alto consumo de este fruto puede ser muy tóxico para la salud. Por tal razón, es recomendable no automedicarse y buscar ayuda profesional. Si se tiene duda en su uso, es preferible utilizar otra planta con propiedades similares a las descritas en esta ficha.

Nota: Para aromatizar habitaciones de la casa u oficina se puede quemar el fruto seco de anís, a manera de incienso, dejando que el humo se esparza por doquier.

Apio (*Apium graveolens L.*) [Celery]

Descripción: Planta herbácea bianual de la familia de las umbelíferas que mide hasta 90 cm de altura. Su tallo verdoso es hueco, jugoso y comestible; las hojas son largas; las flores, pequeñas de color blanco.

Hábitat: Se cultiva en tierras húmedas del país.

Partes utilizadas: Hojas, tallos, frutos y raíces.

Propiedades y modos de empleo:

- Como depurativo contra úlceras y tumores: hiérvase la planta y tómese como té. Externamente, aplíquese el cocimiento y los tallos como cataplasma.
- Contra el dolor de cabeza: comer apio crudo cuando se presenten los síntomas.
- Como diurético: bébanse varias tazas del té de la raíz al día.
- Para el hígado: hervir la raíz y la sección baja del tallo (de color blancquesino) en uno o dos litros de agua. Una vez frío se empieza a tomar como agua de uso a lo largo del día. No se le agregue sal ni azúcar, pero puede exprimírsele uno o dos limones.
- Contra cólicos menstruales: comer bastante apio tres días antes de que empiece el período. También bébase la infusión de los tallos y raíces.
- Contra la obesidad: incluir apio en la dieta diaria.
- Para regular la presión arterial: tómese al día un vaso de extracto de jugo, mezclado con zanahoria.
- Contra los reumas y los golpes: machacar las hojas de apio y colocarlas en las zonas afectadas.

Observaciones: Comer apio fresco en ensaladas o beberlo en extracto, solo o combinado, ayuda contra problemas hepáticos y artríticos. Además, actúa como antioxidante y también es algo sedante.

Árnica (*Heteroteca inuloides / Arnica montana L.*) [Arnica / Telegraph weed]

Descripción: Arbusto de la familia de las asteráceas que crece hasta un metro de altura. Su tallo es quebradizo; las hojas, aovadas; las flores son de color amarillo, muy parecidas a las del girasol, pero más pequeñas y con el centro de color sepia.

HÁBITAT: Crece silvestre en el Noreste y otras regiones del país, al lado de los caminos y en sitios húmedos.

PARTES UTILIZADAS: Las hojas y las flores.

PROPIEDADES Y MODOS DE EMPLEO:

- Para uso externo, contra contusiones: lávese primero el área afectada con agua de árnica y luego se aplican las hojitas remojadas, con o sin flores, sobre la parte afectada en fomentos o compresas.
- Contra los espolones y juanetes: úsese el cocimiento caliente de esta planta para darse baños de pies por períodos prolongados. También se pueden aplicar compresas o fomentos sobre las partes afectadas.
  Para quienes sufren de estos problemas, se recomienda eliminar los cítricos de la dieta diaria.
- Contra las mordeduras de serpiente: después de haberse extraído el veneno, se hace un emplasto con las hojas de árnica sobre la parte afectada, e inmediatamente acudir con el médico más cercano.

OBSERVACIONES: En farmacias, tiendas naturistas, hierberías y mercados se pueden encontrar pomadas y tinturas hechas con esta planta. También se pueden elaborar tinturas directamente con las flores frescas, macerándolas en alcohol y dejándolas reposar por varios días hasta que el compuesto esté listo para usarse.

NOTA: En el norte del país existen diferentes variedades de árnica, como la *Heterotheca inuloides*, la *Machaeranthera pinnatifida* y la *Verbesina encelioides*) que tienen flores de diversos colores y usos distintos a los descritos en esta ficha. Para este trabajo sólo se ha incluido la de flores amarillas por ser la más común en la región del Noreste.

PRECAUCIONES: De acuerdo con estudios recientes, y no obstante sus propiedades diuréticas, ingerir el té de árnica puede resultar tóxico. Es preferible utilizarla únicamente para uso externo.

ARRAYÁN (*Myrtus ehrenbergii*) [Candleberry myrtle]

DESCRIPCIÓN: Arbusto aromático de la familia de las mirtáceas que crece de dos a tres metros de altura. Sus ramas son flexibles; las hojas, pequeñas y duras; las flores, también pequeñas y solitarias, de color blanco; el fruto, en forma de baya de tono negro azulado, es comestible.

HÁBITAT: Crece silvestre en varios estados del país, principalmente en San Luis Potosí.

PARTES UTILIZADAS: Hojas y frutos.

PROPIEDADES Y MODOS DE EMPLEO:

- Como estimulante y tónico: se comen los frutos maduros. También con éstos se puede hacer una bebida refrescante endulzada con miel de abeja.
- Contra problemas estomacales como la diarrea y disentería: se toma el cocimiento de las hojas en ayunas, por varios días.
- Contra la leucorrea: hervir las hojas y con el cocimiento tibio se hacen lavados vaginales.

OBSERVACIONES: En algunas regiones del sur del país a esta planta también se le conoce como axocopaque.

NOTA 1: Con el fruto se preparan dulces típicos o artesanales.

NOTA 2: Otros tratados de botánica consignan al arrayán con el nombre científico de *Gaultheria sp*.

AVENA (*Avena sativa L.*) [Oat]

DESCRIPCIÓN: Planta gramínea anual que mide hasta un metro de altura. Su tallo tiene forma de caña delgada, hueca y nudosa; las hojas son puntiagudas y ásperas en los extremos; sus flores forman espigas.

HÁBITAT: Se cultiva en grandes extensiones en diversas regiones ganaderas de México, incluyendo Nuevo León y Tamaulipas.

PARTES UTILIZADAS: Granos u hojuelas.

PROPIEDADES Y MODOS DE EMPLEO:

- Contra catarros y enfermedades del pecho: se hace té con la avena y se toma caliente.
- Contra dolores de costado: se hierve avena en aproximadamente un litro de agua y se le añade una cucharada de vinagre; se cuela y se aplica como cataplasma en la parte dolorida.
- Para disminuir las irritaciones gastrointestinales: preparar una buena cantidad de agua de avena, hirviendo las hojuelas y dejándolas enfriar. Luego se bebe como agua de uso hasta que mejoran las condiciones del tubo digestivo.

Azafrán (*Crocus sativa*) [Saffron]

Otros nombres: Azafrán de cocina / Azafrán de las Indias.

Descripción: Planta de la familia de las iridáceas, pequeña, de flores color blanco cuando están tiernas y después toman un color violáceo que es el característico; el estigma, de color anaranjado, es muy utilizado como colorante y condimento en la cocina.

Hábitat: Se cultiva en varios lugares de la República.

Partes utilizadas: Las flores y los estigmas (parte superior del pistilo de la flor).

Propiedades y modos de empleo:

- Como digestivo: tomar una taza del cocimiento de las flores y estigmas después de cada comida.
- Para aumentar la menstruación: alternadamente se beben infusiones de azafrán, de ruda y de verbena.
- Como tónico y estimulante general: tómense tres o cuatro tazas al día del cocimiento de las flores y los estigmas, con media cucharadita de miel de abeja y propoleo.
- Para aliviar quistes e irritaciones: hervir las flores y los estigmas y con el cocimiento aplicar cataplasmas sobre las partes afectadas.

Observaciones: En algunas tiendas y mercados venden la flor de caléndula como si fuera de azafrán, por lo que se debe tener cuidado de no ser timado por lo alto del precio.

Precauciones: Tomar la infusión de azafrán en exceso puede producir efectos narcóticos.

Nota: No confundir este azafrán con el azafrán de la India (*Carthamus tinctorious*), que es más costoso y presenta propiedades similares a las descritas en esta ficha.

Azafrán de campo (*Budleja marrubiifolia*) [Wild saffron / Butterflybush]

Otros nombres: Azafrán / Azafrancillo.

Descripción: Arbusto de la familia de las loganiáceas que mide hasta un metro de altura. Sus hojas son ovadas y vellosas; las flores, en cabezuelas, son de color amarillo o naranja.

Hábitat: Crece en Coahuila, Nuevo León, Chihuahua y otros estados.

Partes utilizadas: Las hojas y las flores.

Propiedades y modos de empleo:

- Como aperitivo y diurético: tómense varias tazas al día del cocimiento de las hojas y las flores.
- Contra el reumatismo: con el cocimiento de las hojas se dan baños y masajes suaves en las partes afectadas.

Precauciones: Las semillas de esta planta son muy tóxicas, por lo que se recomienda no ingerirlas.

Nota: Con este tipo de azafrán se produce un colorante de uso industrial para teñir quesos, mantequillas, dulces, etc. En la cocina se usa para darle color al arroz y otros platillos.

Azahar (*Citrus aurantium / Citrus sinensis*) [Lemon/Orange blossom]

Descripción: Es la flor del naranjo, del limonero y de la lima. Es pequeña, de color blanco y olor agradable.

Hábitat: Se da en las zonas citrícolas y en los huertos familiares o patios de las casas.

Propiedades y modos de empleo:

- Como digestivo y diurético: tomar una pizca de flores en té caliente o como agua de uso, de una a cinco tazas diarias. Si prefiere endulzarlo, agréguele miel.
- Como tranquilizante: bébase con frecuencia el té de esta flor solo o combinado con tila y/o pasiflora. Se recomienda evitar el café cuando se sigue este remedio.

Belén

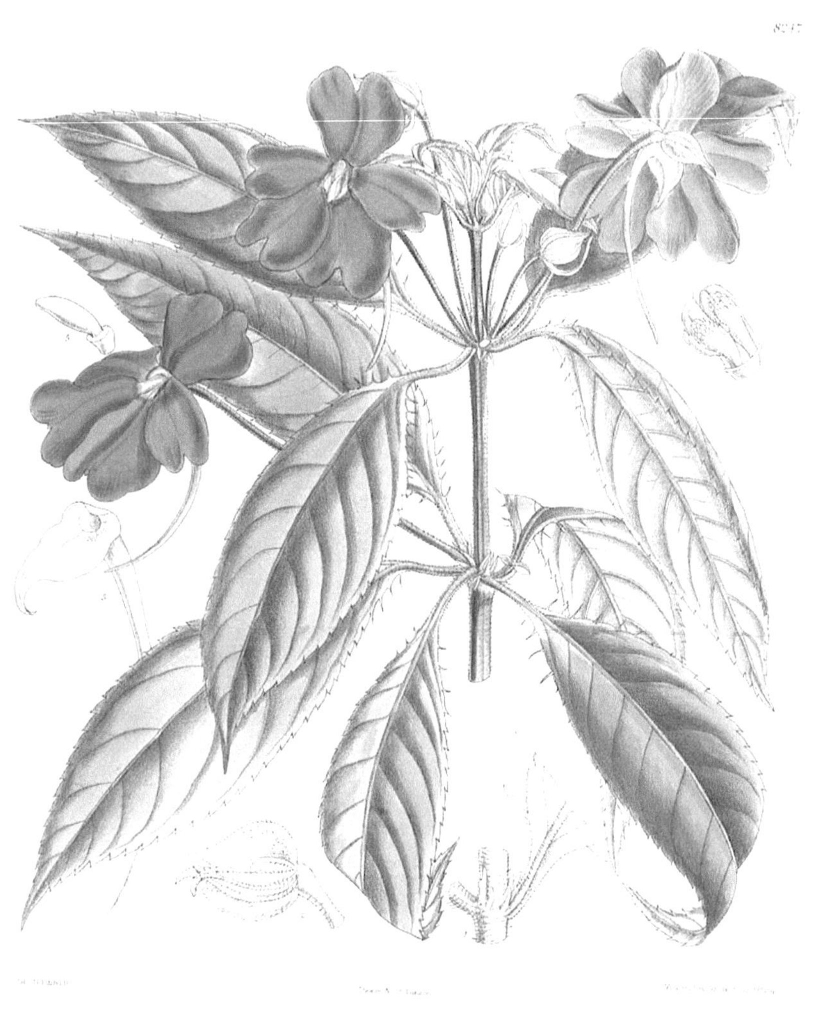

By M.S. del., J.N.Fitch lith. - Curtis's Botanical Magazine, London., vol. 135 [= ser. 4, vol. 5]: Tab. 8247 - [1], Public Domain, https://commons.wikimedia.org/w/index.php?curid=12219351

B

Barbas de chivo (*Clematis dioica*) [White Clematis]

Otros nombres: Barbas de viejo / Chilillo.

Descripción: Arbusto trepador de la familia de las ranunculáceas que puede alcanzar 25 m de altura. Sus hojas son opuestas, pecioladas, con tres foliolos (hojillas); las flores, blanquecinas, con pétalos cubiertos de pelillos; el fruto no se abre y sólo tiene una semilla cubierta de pelillos.

Hábitat: Crece silvestre en Coahuila, Nuevo León, Tamaulipas y otras zonas del país.

Partes utilizadas: Las hojas y las flores.

Propiedades y modos de empleo:

- Contra problemas del cuero cabelludo: se hierven las hojas y las flores y se lava la cabeza con el cocimiento diariamente. También puede aplicarse como enjuague después de lavarse con champú.
- Contra la dermatitis y granos en la piel: muélanse las hojas secas y el polvo se aplica con vaselina sobre las partes afectadas. También machacar hojas frescas y aplicarlas sobre los granos.
- Para quitar las pecas y manchas en la piel: usar la infusión de las flores como loción.

Observaciones: Para problemas severos del cuero cabelludo es recomendable, además, lavarse con jabón neutro y restregarse con estropajo de ixtle/lechuguilla.

Precauciones: Las hojas frescas aplicadas sobre la piel pueden causar quemaduras leves.

Barreta (*Helietta parvifolia*) [Baretta]

Descripción: Árbol nativo del noreste de México, de la familia de las rutáceas que puede alcanzar hasta ocho metros de altura. Su tallo es duro; las hojas son opuestas, ovadas; las flores, blancas.

Hábitat: Crece silvestre en matorrales submontanos de Nuevo León y Tamaulipas.

Partes usadas: Los tallos y las hojas.

Propiedades y modos de empleo:

- Como astringente contra diarreas crónicas: tomar el té caliente de las hojas cuantas veces sea necesario hasta que se detenga el problema.
- Para reforzar los dientes: háganse buches con el cocimiento de los tallos y las hojas.

Nota: Por ser una madera muy dura y resistente, la barreta se usa para hacer postes para las cercas, así como elaborar sillas, mesas y puertas rústicas.

Belén (*Impatiens hawkeri*) [Snapweed]

Otros nombres: Alegría / Balsamina.

Descripción: Planta anual de la familia de las balsamináceas que alcanza 30 cm de altura. Sus tallos son carnosos, erguidos y frágiles; las hojas, lanceoladas, de color verde; las flores pueden ser de varios colores, siendo la fucsia la más común; florean todo el año.

Hábitat: Se cultiva en jardines como planta de ornato.

Partes utilizadas: Hojas y flores.

Propiedades y modos de empleo:

- Contra problemas cutáneos leves: se ponen a macerar por siete días las hojas y las flores en alcohol de 96° y con la tintura se frotan las partes afectadas.
- Contra problemas cutáneos severos: se muelen las hojas, se mezclan con manteca de puerco y se aplica la pomada en las áreas afectadas.

Berenjena (*Solanum melongena*) [Eggplant]

Descripción: Planta de la familia de las solanáceas, de tallo ramificado que mide hasta 70 cm de altura. Sus hojas son alternas y ovales; las flores, grandes, solitarias y de color violeta; el fruto, de unos 20 cm de largo, es comestible, globoso, de color púrpura oscuro en el exterior y blancuzco en su pulpa.

Hábitat: Se cultiva en huertos para fines culinarios.

Partes utilizadas: El fruto y las hojas.

Propiedades y modos de empleo:

- Para aliviar abscesos, apostemas y quistes: se cuece la pulpa de la berenjena y se aplica en las partes afectadas.
- Como diurético: al hervir las berenjenas, sin sal, para preparar ensaladas u otros platillos, el agua del cocimiento se deja enfriar y se bebe como agua de uso.
- Para cortar la embriaguez: se hace un caldo con el cocimiento de la berenjena y se toma caliente.

Nota: La berenjena, además de sus propiedades medicinales, contiene una gran cantidad de vitaminas y aceites esenciales, por lo que es muy recomendable comerla con frecuencia.

Berro (*Nasturtium officinale*) [Watercress]

Otros nombres: Agrón / Mastuerzo.

Descripción: Planta perenne de la familia de las crucíferas. Sus tallos miden cerca de 35 cm de altura; las hojas recortadas y ovadas son de color verde oscuro; las flores, pequeñas, de color blanco, crecen en racimos.

Hábitat: Se cultiva en lugares muy húmedos de diversas regiones del país. También crece silvestre en las orillas de ríos, acequias y arroyos.

Partes utilizadas: Las hojas.

Propiedades y modos de empleo:

- Como aperitivo y tónico: se toma medio vaso del jugo de berros cada mañana. El jugo se extrae moliendo la planta en la licuadora con un poco de agua.
- Contra el escorbuto: bébase en ayunas el jugo de la planta.
- Como depurativo: comer berros en abundancia, ya sea solos o en ensalada.
- Para problemas de diabetes y dispepsia: se prepara una ensalada con berros, lechuga, alfalfa, aceite de oliva, tomate, ajo y cebolla y se come con frecuencia.
- Como diurético y contra problemas cardíacos: beber el cocimiento de los berros diariamente. Esto, además de depurar los riñones, ayuda a las funciones del corazón y la circulación.
- Contra el estreñimiento: cómanse las hojas con agua tibia antes de acostarse.
- Contra la debilidad de encías: masticar los berros crudos y hacer buches con el cocimiento de la planta.

- Contra la inflamación del estómago y problemas hepáticos: tómese el té de las hojas. También se pueden masticar las hojas.
- Contra el hipotiroidismo: tomar el té de berros caliente; de dos a tres tazas por día.
- Para estimular el metabolismo, contra la debilidad general, contra la tisis: incluir berros frescos en la dieta diaria. También tomar como agua de uso el cocimiento de los mismos.
- Contra quistes y úlceras: se maceran los berros en poca agua, se le agrega un poco de sal marina y se aplica como cataplasma en las partes afectadas.
- Como vermífugo: en ayunas, bébase el jugo de la planta, acompañándolo con un diente de ajo machacado.

PRECAUCIONES: Comer los berros crudos se corre el riesgo de ingerir larvas de las lombrices parasitarias que viven en esa planta, por lo que es recomendable lavarlos bien, desinfectarlos o comerlos después de haberse pasado por baño maría.

NOTA: El berro tiene un sabor picante y se sirve como complemento en ensaladas.

BETABEL (*Beta vulgaris*) [Beetroot]

OTROS NOMBRES: Remolacha.

DESCRIPCIÓN: Planta herbácea anual de la familia de las quenopodiáceas. Sus hojas son verdes, con nervaduras rojizas; la raíz, gruesa, jugosa y comestible, es de color morado oscuro.

HÁBITAT: Se cultiva para fines comerciales en diferentes regiones de México.

PARTES UTILIZADAS: El tubérculo y las hojas.

PROPIEDADES Y MODOS DE EMPLEO:

- Contra la anemia: hervir las hojas de betabel con unas hojitas de damiana y el cocimiento se bebe como agua de uso.
- Para deshacer cálculos renales y hepáticos: se toma el jugo del betabel crudo. Dado a que puede ser muy fuerte para ciertas personas, se recomienda mezclarlo (rebajarlo) con jugo de zanahoria. Juntos, o por separado, son muy nutritivos.
- Para prevenir el cáncer en el estómago, depurar la sangre y como tónico y mineralizante: tomar el jugo fresco. Se recomienda utilizar un extractor.
- Como diurético: beber el cocimiento de dos betabeles con todo y hojas como agua de uso.

- Contra el glaucoma: tomar diariamente un vaso de jugo de betabel que se puede mezclar con zanahoria.

Observaciones: El jugo crudo de betabel, ingerido solo, puede causar malestar a ciertas personas. Es más recomendable mezclarlo con jugo de zanahoria.

Precauciones: Las personas que padecen de osteoporosis **no deben** consumir las hojas de betabel porque contienen ácido oxálico.

Nota: Con las hojas de esta planta, que no son muy populares en la cocina norestense, se preparan cremas y sopas muy sabrosas y nutritivas, semejantes a las de espinacas o de acelgas.

Betónica (*Betonica officinalis / Stachys officinalis*) [Wood betony]

Descripción: Planta de la familia de las lamiáceas que mide hasta 60 cm de altura. Su tallo es nudoso; las hojas son de color verde oscuro; las flores, pequeñas en espiga, son rojas o rosadas.

Hábitat: Crece silvestre o se cultiva como ornato en el Noreste y otras regiones del país.

Partes utilizadas: Hojas, raíces y flores.

Propiedades y modos de empleo:

- Como purgante: en tres cuartos de litro de agua se prepara un té con 100 gr de las flores, hojas y raíces y se toma una taza en ayunas.
- Contra úlceras y llagas: se cuecen 100 gr de flores, hojas y raíces en un litro de agua, se cuela y con el cocimiento se lavan las zonas afectadas. Las mismas raíces, flores y hojas machacadas se aplican, como cataplasma, sobre las partes afectadas.

Observaciones: Las hojas contienen minerales importantes para el organismo, tales como magnesio, manganeso, fósforo y tanino.

Bisbirinda (Véase **Chaparro amargoso**)

Boldo (*Boldoa fragans / Pneumus boldus*) [Boldus]

Otros nombres: Boldoa / Fragante.

Descripción: Árbol la familia de las monimiáceas que llega a medir hasta ocho metros de altura. Su espeso follaje está formado por hojas ovales, de color verde cenizo, muy aromáticas y de sabor acre; las flores son pequeñas, blancas y muy aromáticas.

Hábitat: Planta originaria de Chile que se ha extendido en muchas regiones de América del Sur.

Partes utilizadas: Las hojas.

Propiedades y modos de empleo:

- Para deshacer los cálculos biliares y contra enfermedades del hígado, estómago y la ictericia: tomar tres tazas de té al día; una en ayunas, otra después de comer y una más al acostarse.
- Como digestivo: bébase una taza del té después de la comida.
- Para problemas de ojos, piel y nervios: tómese una taza del té después de la comida.
- Contra dolores de cabeza y vientre: se hacen compresas empapadas del té y se ponen tibias en las sienes, como chiqueadores, y sobre el vientre.
- Contra reumatismo e hidropesía: darse baños con el cocimiento de esta planta.

Nota: Aunque no se cultiva en el Noreste ni en el país, debido a que es muy popular se incluyó en este trabajo.

Borraja (*Borago officinalis l.*) [Borage]

Otros nombres: Borrego.

Descripción: Planta herbácea de la familia de las borragináceas que mide hasta 80 cm de altura. Su tallo es frágil y al romperse brota un látex ("lechita") blanco; las hojas, en forma de "borrego", son vellosas, gruesas y arrugadas; las flores, que abren en época de calor, son de color azulado con estambres negruzcos.

Hábitat: Se cultiva en casi todo el país.

Partes utilizadas: Las hojas, raíz, las semillas y las flores.

Propiedades y modos de empleo:

- Contra fiebres biliosas y ardores de la vejiga: bébase varias veces al día un té de las hojas con un poco de miel de abeja.
- Contra diarreas y fiebres graves: tomar varias veces al día el té de las hojas y raíz.
- Contra el eczema y la psoriasis: se aplica dos veces al día el aceite de las semillas sobre las partes afectadas.
- Contra las fiebres eruptivas de la piel, tales como sarampión, varicela y escarlatina: hiérvanse 20 gr de hojas y flores en un litro de agua y bébase la infusión tibia varias veces al día.
- Contra el hipertiroidismo: ingerir de cuatro a seis cápsulas del aceite de borraja por día.
- Contra la gota: aplíquese una cataplasma con las hojas cocidas y machacadas.

- Contra picaduras de insectos: se aplica una cataplasma de las hojas sobre el piquete.
- Contra la opresión del pecho: se hace una infusión con hojas de borraja mezcladas con hojas y raíz de romero; se toma dos veces al día.
- Como desinflamante: untarse el aceite de borraja sobre las partes afectadas.
- Contra las afecciones pulmonares: bébase el té de las flores varias veces al día.
- Como sudorífico: hágase un cocimiento con la raíz, las hojas y las flores y una hora antes de acostarse tómese caliente.
- Contra quistes y abscesos: hacer una cataplasma de las hojas cocidas y aplicarla sobre el área afectada.

OBSERVACIONES: El aceite de las semillas o la esencia de borraja se puede conseguir en tiendas naturistas.

PRECAUCIONES: Ingerir la infusión y/o el aceite de borraja por períodos largos puede ocasionar daños al hígado. Por ello se recomienda utilizarla por un tiempo máximo de siete días, descansar el mismo lapso y, de ser necesario, reanudar su uso.

BUGANVILIA (*Bouganvillea comm.*) [Bougainvillea]

DESCRIPCIÓN: Planta trepadora de la familia de las jalapáceas que alcanza cuatro metros de altura. Sus tallos son largos y espinosos; el follaje es frondoso, de color verde. La corola, que recubre las verdaderas flores, es de diversos colores, sobresaliendo las fucsias, rosáceas, amarillas y blancas, entre otras. Florea casi todo el año.

HÁBITAT: Se cultiva como ornato en casi todos los jardines del país.

PARTES UTILIZADAS: Las brácteas y las flores, de preferencia las de color fucsia.

PROPIEDADES Y MODOS DE EMPLEO:

- Contra la tos: se cuece una pizca de flores en medio litro de agua, se endulzan con miel de abeja y se bebe caliente, varias tazas al día.
- Como expectorante, para arrojar flemas: se hace un cocimiento con las flores y, al estar hirviendo, se inhala el vapor. Se recomienda usar una toalla para cubrir la cabeza y así poder aspirarlo mejor. También tómese el mismo cocimiento, endulzado con miel de abeja.

NOTA 1: La buganvilia es originaria de Brasil, aunque su nombre es francés tomado de la región mediterránea de Bouganville, donde se cultiva abundantemente.

NOTA 2: La bráctea es una hoja que nace del pedúnculo de las flores de ciertas planta y presenta diferente forma, consistencia y color que las hojas normales.

C

CABELLOS DE ELOTE [Corn hair / Corn silk]

OTROS NOMBRES: Estilos de maíz / Pelos de elote / Pelos de maíz.

DESCRIPCIÓN: Son las fibras que surgen de la parte superior de la mazorca en su estado de madurez.

HÁBITAT: Se extrae de los cultivos en todas las milpas.

PARTES UTILIZADAS: Los pelos o estilos.

PROPIEDADES Y MODOS DE EMPLEO:

- Como diurético, contra el edema, enfermedades renales y de las vías urinarias y contra problemas de la próstata: cuézanse 30 gramos de los estilos en dos litros de agua y tómese como agua de uso durante el día.

OBSERVACIONES: Para casos severos de problemas renales se combinan los cabellos de elote con cola de caballo, manzanilla y hierbabuena, hirviéndose toda la mezcla que se toma como agua de uso. Se pueden hervir dos o tres litros de este preparado a la vez. Véase también **MAÍZ**.

CAFÉ (*Coffea arabica*) [Coffee bean]

DESCRIPCIÓN: Arbusto de la familia de las rubiáceas que crece poco más de un metro de altura. Sus hojas son abundantes, de color verde oscuro; el fruto es una drupa rojiza, con dos granos en su interior.

HÁBITAT: Crece en zonas altas y húmedas. En México se cultiva principalmente en Veracruz, Chiapas, Oaxaca, Colima y la Huasteca potosina.

PARTES UTILIZADAS: Las semillas o granos.

PROPIEDADES Y MODOS DE EMPLEO:

- Contra el asma, la indigestión y la menstruación retenida: a una taza de café agréguese una pizca de bicarbonato de sodio y bébase sin prisa.

- Para depurar el colon: se hierven dos litros de agua con cinco cucharadas de café y se aplica como lavativa en dos tiempos: la primera se aplica y se expulsa el contenido casi de inmediato. Después se pone la segunda lavativa y se retiene adentro del intestino lo más que se pueda, dando masajes continuos en el abdomen a lo largo del colon. Esto estimulará a las paredes del intestino grueso para remover la materia fecal pegada en ellas.
- Contra dolores de cabeza y borracheras: se bebe una o varias tazas de café bien cargado.
- Como diurético: tomar como máximo tres tazas de café al día, sin que estén muy cargadas.
- Como estimulante, para quitar el sueño, para tonificar el cerebro: beber varias tazas de café de grano al día.
- Como reconstituyente: se queman los granos de café en brazas y luego se hacen inhalaciones con el humo.

PRECAUCIONES: Esta bebida en exceso puede causar insomnios, taquicardia y alteración de los nervios, así como angustia, ansiedad y otros problemas relacionados al sistema nervioso.

NOTA: Siempre se recomienda el café de grano recién tostado. El café instantáneo es una mezcla de varios elementos que no tienen las mismas propiedades, además de que a muchas personas les causa acidez estomacal.

CALABAZA (*Cucurbita maxima*) [Pumpkin]

DESCRIPCIÓN: Planta anual de la familia de las cucurbitáceas. Su tallo es rastrero o trepador; las hojas son rugosas; el fruto es globoso, de pulpa firme o fibrosa, dependiendo de la variedad, y contiene muchas semillas finas en su interior.

HÁBITAT: Se cultiva con fines comerciales en huertos del país.

PARTES UTILIZADAS: La pulpa, las semillas y las hojas.

PROPIEDADES Y MODOS DE EMPLEO:

- Como fortificante y tónico cerebral: bébase diariamente un vaso de jugo de calabaza endulzado con miel de abeja. También cómase entre comidas la fruta endulzada con miel de abeja o de maguey, así como con leche o yogur.
- Contra cálculos renales y ardor de vejiga: hágase un té con las hojas en un litro de agua y 50 gr de pulpa de calabaza y tómese como agua de uso durante el día.
- Para prevenir el cáncer en el estómago: comer diariamente se-

millas tostadas de calabaza, de preferencia sin cáscara y con poca o nada de sal.

- Contra la intoxicación por cadmio: comer las semillas tres veces al día, entre comidas.
- Contra lombrices intestinales, la tenia o solitaria: se prepara una horchata con 40 gr de semilla de calabaza molida, 30 gr de azúcar morena o moscabada y un litro de leche y se tomará a lo largo del día. Durante el día no se beberá agua, solo la horchata. A la mañana siguiente, en ayunas, se toman 40 gr de purga de aceite de ricino o de saldiguera (sal de higuera). Si no se han expulsado los bichos durante el día, se repite el tratamiento la mañana siguiente.
- Contra problemas de próstata: para prevenir esta condición, los hombres mayores deben comer las semillas de calabaza como parte integral de la dieta diaria.
- Para irritaciones de la piel y quemaduras: aplicar la pulpa molida, como emplasto, sobre el área infectada. También se puede agregar aceite de almendras en la pulpa de la calabaza.
- Para hidratar, limpiar y tonificar la piel y para atenuar arrugas o las manchas faciales y corporales: hacer un emplasto o mascarilla con un trozo de la pulpa del fruto, una cucharada de aceite de oliva, una cucharada de miel de abeja y cuatro cucharadas de leche. Aplicárselo, una vez limpios, en el rostro o cuerpo por máximo 30 minutos. Se lava con agua tibia y luego se aplica alguna crema humectante. Hacer esto de una a tres veces por semana.
- Contra la sarna: se aplica una cataplasma de hojas de calabaza machacadas con un poco de sal.

Nota 1: Se estima que existen más de 120 especies de calabazas, todas originarias del continente americano. De ellas, solamente 27 especies son reconocidas como de la familia cucurbitaceae.

Nota 2: Con la pulpa del fruto se fabrica un jabón usado para limpiar, acondicionar y proteger artículos de cuero o piel.

Camote de lipana (*Scopulophila parryi*)

Otros nombres: Camote de ipana.

Descripción: Planta de la familia de las caryofiláceas que puede alcanzar 50 cm de altura. Sus hojas son aterciopeladas, de color verde grisáceo; las flores pueden ser blancas o rosadas; la raíz tiene forma de bulbo alargado.

Hábitat: Crece en Nuevo León, San Luis Potosí, Tamaulipas y otros estados de clima seco.

Partes usadas: La raíz.

Propiedades y modos de empleo:

- Como diurético, contra problemas renales, urinarios y de ácido úrico: tomar por varios días el cocimiento del camote como agua de uso.

Observaciones: El té hecho con este tubérculo tiene un fuerte sabor a tierra.

Nota: Existe otra planta con el mismo nombre común, la *Costus pictus* o *Costus mexicanus* que tiene propiedades diuréticas, además de otros usos.

Canela (*Cinnamomum zeylanicum*) [Cinnamon]

Descripción: Árbol de la familia de las lauráceas que llega a medir hasta 15 m de altura. Su corteza interna es la canela, muy utilizada en la cocina y en medicina.

Hábitat: Aunque es originaria de Ceilán (Sri Lanka) se cultiva en varias partes de México.

Partes utilizadas: El tallo.

Propiedades y modos de empleo:

- Como conceptivo: tomar el té de canela alternando con el de damiana y la hierba de san Nicolás.
- Para calentar el cuerpo: en tiempo invernal o en lugares fríos, tómese el té bien cargado y caliente, endulzado con un poco de miel de abeja.
- Para calmar los nervios y agitaciones: beber dos tazas calientes del té, endulzado con miel de abjea si se prefiere.
- Como estomacal: tómense tres tazas diarias del té, una después de cada comida.
- Contra la incontinencia de la orina: este remedio es para niños, a quienes se les da de beber media taza de té bien cargado de canela dos horas antes de que se vayan a dormir.
- Contra dolores del parto: se toma el té con miel de abeja.
- Como tónico o reconstituyente: tómese el té, endulzándolo al gusto, de preferencia con miel. Si se le agrega unas hojitas de damiana el resultado es más efectivo.

- Contra resfriados: tómese el té caliente, agregándole el jugo de un limón y una cuchara de miel de abeja.

Cañafístula (*Cassia fistula*) [Purging cassia]
Otros nombres: Acasia / Casia.
Descripción: Árbol de la familia de las papilonáceas que alcanza 15 m de altura. Sus hojas son pinnadas; las flores, de color amarillo; el fruto es una vaina cilíndrica de hasta 30 cm de largo de color negruzco y pulpa también negruzca y dulce. Del fruto se extrae el principio activo purgante, la casia.
Hábitat: Se cultiva principalmente en el centro y sur del país, de donde se envía a los estados del Norte.
Partes utilizadas: El fruto.
Propiedades y modos de empleo:

- Como diurético para disolver los cálculos renales: tomar la infusión de la fruta varias tazas al día.
- Como laxante: se hace un té ligero con la pulpa del fruto y se beben una o dos tazas.
- Como purgante: hágase un cocimiento cargado de la fruta y tómese varias tazas calientes hasta obtener los efectos deseados.

Capulín (*Cerasus capollin / Prunus capuli*) [Common cherry]
Otros nombres: Capollín / Capulín corona / Tunday.
Descripción: Árbol de la familia de las rosáceas que llega a medir más de diez metros de altura. Sus hojas son aserradas; las flores son de color blanco, muy pequeñas y crecen en racimos colgantes; el fruto es globoso, de casi dos centímetros de diámetro, de color rojo oscuro cuando está maduro, y la pulpa es de sabor dulce.
Hábitat: Crece silvestre en toda la República.
Partes utilizadas: La corteza, las hojas y el fruto.
Propiedades y modos de empleo:

- Contra abscesos y quistes: hágase una pasta machacando los frutos con un poco de agua y aplicársela en cataplasma sobre las partes afectadas. La cataplasma con hojas frescas es también muy efectiva.
- Como astringente para detener las diarreas: hervir una pizca de la corteza en un litro de agua y beber una taza del cocimiento cada tres horas hasta que la diarrea quede controlada.

- Contra la disentería: hervir cinco gramos de corteza en agua y tomarse como té.
- Contra neuralgias, inflamaciones y como sedante: se cuecen cinco gramos de corteza en medio litro de agua y beber el cocimiento tibio.

PRECAUCIONES: Las hojas y las semillas del Capulín son muy venenosas, por lo tanto, evite comer las semillas y beber infusiones de las hojas.

NOTA: En el Noreste también existe otra variedad con propiedades similares, el llamado capulín corona (*Randia laetevirens*).

CARDO SANTO (*Cirsium benedictus*) [Blessed thistle]

DESCRIPCIÓN: Planta anual de la familia de las papavaráceas que llega a medir hasta un metro de altura. Sus hojas son lobadas, dentadas y espinosas; las flores, solitarias, de color amarillo.

HÁBITAT: Crece en forma silvestre en casi todo el país.

PARTES UTILIZADAS: Toda la planta.

PROPIEDADES Y MODOS DE EMPLEO:

- Como antioxidante, para fortalecer el corazón, mejorar la circulación y purificar la sangre: se muelen las hojas secas hasta que quede un polvo fino, el cual se introduce en cápsulas y se ingieren dos de ellas por la mañana, en ayunas.
- Como diurético, para problemas renales y de la vejiga: hacer un té con las hojas y tomar de dos a tres tazas diarias; la primera en ayunas.
- Contra problemas del hígado: bébase tibio el cocimiento de la planta, sin endulzar, dos o tres tazas al día, por una semana como máximo. Se detiene el tratamiento por dos semanas y se retoma de nuevo por una semana más.
- Para aumentar la menstruación: se deja la planta remojando toda la noche y el agua se endulza con miel al día siguiente; se toman tres tazas.
- Para problemas de la piel como el eczema y la psoriasis: dejar remojar y serenar, por toda la noche, una buena cantidad de hojas y luego lavar las partes afectadas con el agua serenada.

OBSERVACIONES: Para evitar problemas en la piel, se debe tener mucho cuidado al agarrar esta planta con la mano, ya que tiene espinas que causan fuerte escozor e inflamación.

NOTA 1: De las semillas del cardo se extrae un aceite que es de uso industrial.

NOTA 2: Existe otra planta llamada Cardo. Véase **CHICALOTE**.

CÁSCARA SAGRADA (*Rhamnus purshiana*) [Cascara]

DESCRIPCIÓN: Árbol de la familia de las ramanáceas que mide hasta diez metros de altura. Su corteza, de sabor muy amargo, es de color verde pardo o rojizo; las hojas son ovales y dentadas; la flor es de color verdoso; los frutos, en forma de bayas, son azules o negros.

HÁBITAT: Crece en zonas tropicales del país.

PARTES UTILIZADAS: La corteza.

PROPIEDADES Y MODOS DE EMPLEO:

- Contra los problemas biliares y hepáticos: tómese el cocimiento de la cáscara tres veces al día, antes de las comidas, siendo la primera toma en ayunas.
- Contra la colitis y para limpiar el colon: se hace un hervor ligero de la corteza en un litro de agua y al estar tibio se aplica como lavativa.
- Para eliminar parásitos: ingerir en ayunas una infusión; si se mezcla con epazote es más efectiva.
- Como laxante: póngase a hervir una buena cantidad de cáscaras y bébase el té cuantas veces sea necesario hasta producir el efecto deseado.
- Contra la leucemia: en ayunas y antes de acostarse se toma una taza de té ligero. Esto se hace por varias semanas o meses, teniendo en cuenta que es necesario realizarse exámenes médicos periódicamente.

OBSERVACIONES: En tiendas naturistas venden un extracto de la cáscara sagrada, el cual es tan amargo como la cáscara natural. La ventaja del extracto es que surte el mismo efecto y puede encapsularse para inmediatamente ingerirse, con ello se evita el mal sabor.

NOTA: Existe otra cáscara muy parecida por su color y sabor amargo, la cáscara amarga (*Picramnia antidesma*), la cual es poco conocida en las hierberías del noreste del país. Sin embargo, el usuario podría confundir ambas variedades, siendo esta última usada para otro tipo de afecciones.

Cebada (*Hordeum vulgare*) [Barley]

Otros nombres: Cebada perla.

Descripción: Planta gramínea anual de la familia de las poáceas. Sus tallos son como cañas huecas; las hojas crecen en forma de vaina adheridas a los nudos del tallo; la inflorescencia tiene forma de espiga que recubre el grano que está protegido con una cascarilla.

Hábitat: Se cultiva en zonas templadas no muy húmedas del país.

Partes utilizadas: Los granos con todo y la cascarilla.

Propiedades y modos de empleo:

- Como depurativo de la sangre, como diurético para aliviar problemas renales, de vejiga y vías urinarias: cocer 150 gr de cebada en un litro de agua; al primer hervor colar la cebada y desechar el agua, volver a cocerla en otro litro de agua. Una vez que hierva se deja reposar para después beberla como agua de uso.
- Contra la diarrea: tostar las semillas, ponerlas a hervir y tomar el cocimiento como agua de uso.
- Contra inflamaciones y erupciones: poner una cataplasma de harina de cebada, previamente humedecida en agua.
- Contra la pulmonía y la pleuresía: hiérvanse bien las semillas, después agréguese al cocimiento goma arábiga y jugo de limón y bébase caliente.
- Como tranquilizante y contra el insomnio: hervir cebada en agua con un poco de manzanilla o malva y tomarla caliente una hora antes de acostarse.

Nota: Hay básicamente dos especies de cebada para cultivo, la *Hordeum hexastichum* que se usa para forraje y con el grano se elabora harina comestible y la *Hordeum distichum*, que se emplea en la elaboración de cerveza. (Véase también **Levadura de cerveza** en la Parte 2).

Cebolla (*Allium cepa*) [Onion]

Descripción: Planta bulbosa de la familia de las liláceas. Sus hojas son largas y cilíndricas; las flores, pequeñas, de color blanco; la raíz, o tubérculo de sabor picante y aroma fuerte, generalmente es de color blanco, aunque también existen la cebolla morada y la amarilla, no tan populares en la región.

Hábitat: Se cultiva para fines comerciales en diversos estados del país.

Partes utilizadas: El tubérculo.

Propiedades y modos de empleo:

- Contra la anemia: cómase diariamente cebolla en abundancia.
- Para aclarar el cabello: hervir una cebolla por diez minutos, tapar y dejar que el cocimiento se enfríe. Después enjuagarse el cabello con la infusión.
- Contra el cáncer en el estómago: cómase diariamente cebolla morada cruda y, además, pónganse emplastos de cebolla sobre la parte afectada.
- Contra la caspa: frótese el cuero cabelludo, con cebolla cruda, tres veces o más por semana. Después lávese el cabello con un champú neutro.
- Contra manchas del cutis: mezclar jugo de cebolla y limón y dar masaje sobre las partes deseadas por los días que se considere necesarios.
- Contra las lombrices: se ingieren en ayunas unas cuatro cucharadas grandes de jugo de cebolla con leche azucarada.
- Contra la intoxicación causada por exceso de mercurio en la sangre: incluya mucha cebolla cruda en la dieta diaria.
- Para quitar las pecas: la cebolla machacada con vinagre se frota diariamente sobre las pecas, en el cutis, hombros, brazos o en otras partes del cuerpo.
- Contra el reumatismo, la parálisis y las várices: comer bastante sopa de cebolla y también frotar las partes afectadas con el zumo de la cebolla cruda.
- Para combatir la debilidad sexual y la disfunción eréctil o impotencia: primero hay que hacer una mezcla con una cuarta parte de cebolla, una cucharada de aceite de oliva y una cucharada de limón, luego ingerirla todas las mañanas, en ayunas, y bañarse con agua fría dándose fuertes masajes en los pies. Esto se hace por varios días, durante los cuales hay que evitar comer alimentos irritantes, como chocolate o chile.

Nota: La cebolla amarilla no muy popular en la cocina del noreste del país; tiene las mismas propiedades que la blanca. La cebolla morada, además de tener un sabor más dulce que las otras, se utiliza para curar de espanto y hacer limpias o barridas.

Nota 1: Para quitar el aliento a cebolla, háganse buches con jugo de limón y agua.

Nota 2: Para eliminar el olor de cebolla cruda en las manos, frotarlas con limón y lavarlas con agua fría.

Chaparro amargoso (*Castela texana / Castela tortuosa*) [Bitter bark / Chaparral]

Otros nombres: Bisbirinda / Chaparro / Chaparro amargo / Rodamundos.

Descripción: Arbusto de la familia de las simarubáceas. Su tallo es leñoso, de color gris, presenta espinas pequeñas, con las hojas situadas cerca de ellas; las flores solitarias son de color rojo; el fruto es una bolita roja, pequeña, de seis a siete milímetros de diámetro. Cuando la planta se seca queda como una bola ramosa, la cual rueda con el viento.

Hábitat: Crece silvestre en todas las zonas áridas del norte del país.

Partes utilizadas: Las hojas, las ramas y la raíz.

Propiedades y modos de empleo:

- Para quitar el acné: se aplican algunas gotitas de la tintura o del té tibio sobre las partes afectadas.
- Contra el alcoholismo: cuando la persona siente la urgencia de beber alcohol, se le recomienda ingerir media taza de té caliente de esta planta.
- Contra las amibas y trastornos gastrointestinales: bébase como té, dos tazas diarias; una en ayunas y la otra al anochecer, máximo por siete días. Para mejor efecto se acompaña con un diente de ajo en cada toma. Cuando el problema de amibas o lombrices es recurrente, hiérvanse las hojas y las ramas con ajo, sin que quede muy cargado, y el cocimiento tibio se aplica como lavativa.
- Contra problemas biliares: tomar en ayunas el cocimiento de la raíz por varios días.
- Contra la caspa y la seborrea: después de haberse lavado el cabello con champú, se hace un enjuague con el agua del cocimiento de esta planta y con él se dan masajes sobre el cuero cabelludo.
- Contra las cataratas y la conjuntivitis: tomar diariamente el té de la planta o una cápsula de tintura.
- Contra problemas de la piel, como la psoriasis y el eczema: se aplican emplastos o fomentos del cocimiento sobre las partes afectadas. También se pueden aplicar unas gotitas de tintura.
- Para proteger la piel contra los efectos dañinos del sol, contra los efectos nocivos de los Rayos X, para purificar la sangre y contra el cáncer: se bebe una taza de té al día.

- Contra las infecciones provocadas por virus: tomar dos o tres tazas de té caliente durante el día, de preferencia una en ayunas y la otra antes de acostarse.
- Contra la leucemia: por ser esta planta purificadora de la sangre, es recomendable que las personas que padezcan esta enfermedad beban dos o tres tazas de la infusión de esta planta mezclada con extracto de ginseng. Este remedio debe tomarse diariamente por varias semanas hasta ver alguna mejoría.
- Para fortalecer el sistema inmunológico: por ser un depurador de la sangre, tómese como agua de uso el cocimiento de esta planta.
- Contra el vértigo: a las personas que padecen de este mal se les recomienda tomar el té de esta planta al menos una vez al día.

NOTA: En tiendas naturistas venden la tintura. Su sabor es muy amargo, por lo que las gotas de esta tintura se pueden vaciar en cápsulas vacías y así ingerirse.

CHAYA (*Cnidoscolus aconitifolius / Cnidoscolus chayamansa*) [Chaya]

DESCRIPCIÓN: Arbusto perteneciente a la familia de las euforbiáceas que alcanza seis metros de altura cuando crece silvestre o hasta dos metros cuando se cultiva y se le mantiene a esa altura para facilitar la cosecha de las hojas. Su tallo es semileñoso; las hojas, comestibles, son perennes, grandes, con pecíolos con cinco picos y látex; las flores, blancas y pequeñas, normalmente florean en verano.

HÁBITAT: Se cultiva en casi todo el país.

PARTES UTILIZADAS: Las hojas.

PROPIEDADES Y MODOS DE EMPLEO:

- Para disminuir el colesterol malo (LDL)y el ácido úrico, regular la presión arterial y contra la gastritis: hacer una infusión con las hojas en un litro de agua y tomar varios vasos durante el día.
- Como digestivo, para bajar de peso y estimular la circulación: puede beberse el cocimiento de las hojas y también comerse las mismas en ensalada junto con otras verduras.

NOTA: En muchas tiendas naturistas venden este producto en tabletas y en cápsulas.

Chía (*Salvia hispanica*) [Limeleaved sage]

Descripción: Planta herbácea anual de la familia de las labiadas o lamiáceas que mide hasta un metro y medio de altura. Sus semillas son pequeñas, al remojarse en agua sueltan una gran cantidad de mucílago (baba).

Hábitat: Crece en el centro y sureste de México.

Partes utilizadas: Las semillas.

Propiedades y modos de empleo:

- Para laxar: hervir una pizca de semillas y beber el té.
- Para aliviar las nubosidades en los ojos: se ponen dos o tres semillas en el ojo y se dejan durante un rato.

Observaciones: Cuando se aplican las semillas en los ojos para quitar las nubosidades se sentirá molestia. Sin embargo, hay que dejar la semilla lo más que pueda aguantarse para así lograr los efectos deseados.

Nota: La chía es también refrescante cuando se mezcla en naranjada o limonada.

Chicalote (*Argemone mexicana / Argemone munita*) [Mexican prickly-poppy]

Otros nombres: Argémone / Cardo / Amapola montés.

Descripción: Planta herbácea perteneciente a la familia de las papaveráceas. Su tallo, de color verde azulado, tiene espinas punzantes y produce un látex amarillento; las hojas se presentan divididas en lóbulos con espinas en el ápice; las flores son blancas o amarillentas; el fruto, también espinoso, tiene forma de cápsula con semillas pequeñas, rugosas, de color negro.

Hábitat: Crece silvestre en casi todo el país.

Partes utilizadas: Las flores, las hojas, las raíces y las semillas, así como el látex.

Propiedades y modos de empleo:

- Para evitar la caída del cabello: después de lavarse con champú, hay que enjuagarse el cabello con el cocimiento de las raíces de esta planta.
- Contra dolor de cabeza: se machacan las hojas y se adhieren en las sienes, como chiqueadores, con la saliva de uno mismo.
- Contra enfermedades de la piel: untarse el jugo lechoso de la planta sobre las partes afectadas.

- Contra la tiña y sarna: se muelen las semillas, se amasan con leche y se ponen en emplasto sobre las partes afectadas.

OBSERVACIONES: De esta planta originaria de México existen alrededor de 17 especies. La variedad *Argemone mexicana* es de flores amarillas. Mientras que las flores de las variedades *Argemone munita* y la *Argemone sanguinea* son blanquecinas.

PRECAUCIONES: Las semillas son tóxicas, por lo tanto, hay que abstenerse de comerlas.

CHILE (*Capsicum sp.*) [Green pepper]

DESCRIPCIÓN: Planta angiosperma perteneciente a la familia de las solanáceas que tiene 40 especies aceptadas como tal entre más de 200 descritas. Todas son similares en características de tamaño y follaje, con diferencia en la flor y su tonalidad, pero, sobre todo, en el fruto, el conocido chile en cualesquiera de sus variantes y grado de picor.

HÁBITAT: Se cultiva en todo el país para fines comerciales. Algunas variedades crecen sólo de manera silvestre.

PARTES UTILIZADAS: El fruto (chile).

PROPIEDADES Y MODOS DE EMPLEO:

- Contra el acné: se restriega el jugo del chile sobre las partes afectadas. Aunque es un poco doloroso, con el uso constante se ve la mejoría.
- Como alimento: cómase el chile en salsa preparada con ingredientes frescos.
- Como aperitivo: comer el chile crudo minutos antes de los alimentos, procurando no abusar, pues podría causar irritación gastrointestinal.
- Contra la caída del cabello: úntese chile en el cuero cabelludo y después lávese con jabón o champú.
- Para aumentar la circulación, subir la presión arterial y contra el glaucoma: comerlo con todos los alimentos, ya sea crudo o en salsas.
- Contra la gangrena: se debe incluir chile en la dieta diaria, al igual que ingerirse otras hierbas que estimulen la circulación. Del mismo modo, se pueden aplicar emplastos de chile machacado con jengibre sobre las partes afectadas.
- Contra la disfunción eréctil o impotencia: cómase diariamente chile mezclado con ginseng.

- Contra problemas de sudoración de manos y pies: úntese chile jalapeño o serrano.
- Para reducir las várices: además de comer chile en la dieta diaria para estimular la circulación de la sangre, se debe restregar chile sobre las venas varicosas, dando masajes muy suaves y después lavar las partes afectadas con agua fría.

PRECAUCIONES: Las personas con problemas de colitis, gastritis o úlceras deben evitar consumir el chile, sobre todo las semillas, excepto el chile piquín o del monte (el que crece silvestre después de la temporada de lluvias). Lo mismo se sugiere para aquellos que padecen de amibas o cualquier otro parásito intestinal.

Las personas que sufren fatiga por causas virales, bacterianas o por hongos internos no deben consumir chile en ninguna de sus variedades.

NOTA 1: El picor o capsaicina del chile se mide en escala o en unidades de Scoville (SHU, por sus siglas en inglés).

NOTA 2: La mayoría de las variedades de chile contiene una alta cantidad de vitamina C.

NOTA 3: En algunas tiendas naturistas venden champús y jabones elaborados a base de chile.

CIRUELO (*Prunnus domestica*) [Prune / Plum]

DESCRIPCIÓN: Árbol frutal de la familia de las rosáceas que llega a medir hasta seis metros de altura. Su tronco es recto, robusto y de corteza grisácea; las flores son blancas, que se forman antes que las hojas; el fruto es carnoso, jugoso, de sabor agradable y algo ácido, puede ser de color amarillo, rojo o violeta; la semilla, o hueso, es grande y dura.

HÁBITAT: Se cultiva en huertos de zonas húmedas y boscosas del país.

PARTES UTILIZADAS: La fruta.

PROPIEDADES Y MODOS DE EMPLEO:

- Contra la anemia y el raquitismo: se comen las ciruelas cocidas y se bebe el agua del cocimiento.
- Contra el cáncer en el estómago: incluir las ciruelas rojas en la dieta diaria.
- Como laxante: déjese remojando toda la noche una buena cantidad de ciruelas pasa, en la mañana, en ayunas, se bebe el agua y se comen las frutillas remojadas. También es efectivo tomar el jugo de ciruelas crudas a cualquier hora del día.

- Para cortar la sed después de haber hecho una larga caminata o mucho ejercicio: comer una ciruela esporádicamente.

NOTA: El jugo de esta fruta se consigue en cualquier tienda de abarrotes; sin embargo, es más recomendable comprar y consumir los jugos naturales que no contienen aditivos ni endulzantes.

CLAVO (*Syzygium aromaticum*) [Clove]

OTROS NOMBRES: Clavo de especia / Clavo de olor.

DESCRIPCIÓN: Árbol de la familia de las mirtáceas que puede alcanzar 20 m de altura. Sus hojas son opuestas, lanceoladas; el fruto tiene forma de drupa; las flores inician con un color pálido que se torna verde hasta alcanzar su madurez, cuando el color es rojizo brillante y están listas para ser cosechadas. El clavo es una flor abierta, muy utilizada como condimento en la cocina, como saborizante y también en medicina por los odontólogos como antiséptico y anestésico local.

HÁBITAT: Se cultiva en zonas de clima tropical.

PARTES UTILIZADAS: La flor.

PROPIEDADES Y MODOS DE EMPLEO:

- Contra la falta de apetito: tómese media taza de té antes de cada comida.
- Contra la mala digestión: tómese media taza del té después de cada comida.
- Contra el dolor de muelas: póngase unos clavos con algodón en el área afectada o también úsese la tintura.
- Contra la parálisis: dense fricciones con tintura en las partes afectadas.

NOTA: LA tintura se prepara macerando 40 clavos en 100 mililitros de alcohol puro de caña.

OBSERVACIONES: En ciertas zonas del país utilizan esta especia para espantar moscas y mosquitos de la siguiente manera: se insertan varias florecillas, o clavos, en medio limón partido y se deja en la cocina o en los lugares donde pululan esos insectos.

COL (véase **REPOLLO**)

COLA DE CABALLO (*Equisetum arvense*) [Field horsetail]

OTROS NOMBRES: Bejuquillo / Carricillo / Hierba del platero.

DESCRIPCIÓN: Planta de la familia de las equisetáceas que llega a medir metro y medio de altura. Sus tallos son largos, huecos y quebradizos y están cubiertos de sílice.

HÁBITAT: Crece silvestre en sitios húmedos de Nuevo León, Tamaulipas y otros estados de la República.

PARTES UTILIZADAS: El tallo.

PROPIEDADES Y MODOS DE EMPLEO:

- Contra el ácido úrico y como depurativo: tomar de tres a cinco tazas de té al día.
- Para reforzar el cabello y evitar su caída: después de bañarse y haberse lavado con champú, aplíquese el cocimiento frío de esta planta como enjuague, dándose un masaje abundante con las yemas de los dedos en el cuero cabelludo.
- Como cicatrizante, para curar heridas de la piel, detener el sangrado de las heridas y restaurar los tejidos conectivos lesionados: se hierve la planta y cuando el cocimiento está tibio se lavan las partes afectadas y luego se aplica un emplasto sobre las mismas. Cuando el emplasto se enfría se pone otro con el cocimiento tibio.
- Para estimular la circulación: tómese diariamente en ayunas una taza del té de esta planta mezclado con hierba de la virgen.
- Para detener la diarrea y contra la disentería: beber cuatro tazas del cocimiento de esta planta.
- Como diurético, contra malestares renales como la retención de orina y contra el edema: tómese como agua de uso el té de esta planta solo o mezclado con cabellos de elote.
- Contra los espasmos: tómense dos tazas del té por día, una en ayunas y otra antes de acostarse. También, se aplican emplastos de esta hierba sobre las partes afectadas de la siguiente manera: se hierven dos tazas de agua, una vez que hace ebullición se agrega una pizca de cola de caballo, se tapa y se apaga el fuego, dejándose reposar por diez minutos. Después se empapa un algodón con el agua aún caliente y se pone sobre las zonas donde se sienten los espasmos. Cuando el algodón se ha enfriado, se empapa otro algodón y se repite la operación.
- Para estimular la glándula pituitaria: antes de cada comida bébase esta planta en infusión mezclada con hierba del venado.
- Para detener las hemorragias nasales: poner a hervir la cola de caballo e inhalar los vapores, además de darse lavados nasales con el agua fría del cocimiento.

- Contra las hemorroides: darse baños de asiento con el cocimiento de esta planta y también aplicarse fomentos.
- Contra heridas pútridas: poner emplastos de la infusión en algodón sobre las partes afectadas.
- Contra la cirrosis, la ictericia y los males hepáticos: tomar de tres a cuatro tazas diarias del cocimiento, siendo la primera en ayunas.
- Contra la incontinencia de la orina: se hierve una pizca de cola de caballo en agua medida para una taza y se bebe caliente durante la cena. (Este remedio es para adultos).
- Contra el lumbago o dolor de espalda: además de tomar el té de esta planta, también se pueden aplicar, con un algodón, emplastos con el agua caliente del cocimiento sobre las partes doloridas.
- Para reforzar la estructura ósea y contra la osteoporosis: tómese diariamente tres tazas del té acompañadas con una tableta de calcio.
- Contra el mal aliento y úlceras bucales: hacer gárgaras, buches y enjuagues con el cocimiento de la planta.
- Para úlceras externas: hiérvase un puñado grande de esta planta en un litro de agua y lávense las partes afectadas con el cocimiento tibio.
- Contra problemas de la próstata: se prepara un té, mezclado con semillas de calabaza, y se bebe como agua de uso, acompañando la primera toma con una cápsula de vitamina E.
- Para mantener sano al sistema endocrino: bébase, al menos, una taza diaria del té de cola de caballo mezclado con malva.
- Para reforzar las uñas: lávese constantemente las uñas con el cocimiento de esta planta. También es efectivo antes de acostarse untar las uñas con ajo y sumergirlas en el cocimiento de cola de caballo.

Comino (*Cuminum cyminum*) [Cumin]

Descripción: Planta herbácea de la familia de las apiáceas o Umbelíferas que alcanza casi un metro de altura. Sus hojas son largas; las flores, pequeñas, blancas; las semillas aromáticas se utilizan como condimento de cocina.

Hábitat: Se cultiva principalmente en el centro del país.

Partes utilizadas: Las semillas.

PROPIEDADES Y MODOS DE EMPLEO:

- Contra los cólicos producidos por gases e inflamación: se fríen las semillas en aceite comestible y una vez tibias se dan fricciones en el abdomen y región púbica.
- Contra problemas estomacales e indigestión: tómese hasta tres tazas diarias del té.
- Para cortar la diarrea: hacer una infusión concentrada de las semillas y tomar varias tazas calientes.

OBSERVACIONES: En algunas tiendas naturistas venden el comino en su variedad rústica, que se le conoce como comino rústico. Éste ofrece los mismos beneficios que el común y ayuda, en gran medida, a bajar la inflamación del vientre y las intoxicaciones por alimentos descompuestos. Se bebe en té varias veces al día, tantas como se considere necesario.

NOTA 1: El comino rústico tiene un sabor más dulce y menos fuerte que el comercial.

NOTA 2: Por su aspecto y usos medicinales se le suele confundir con la alcaravea.

CONSUELDA (*Symphytum officinale*) [Common comfrey]

DESCRIPCIÓN: Arbusto de la familia de las borragináceas que alcanza un metro de altura. Su tallo y hojas son vellosos; las flores pueden ser amarillas, blancas o rojizas.

HÁBITAT: Crece silvestre en varios estados del Norte.

PARTES UTILIZADAS: Toda la planta.

PROPIEDADES Y MODOS DE EMPLEO:

- Contra el empacho y problemas estomacales: bébase el cocimiento de la raíz hasta que desaparezcan las molestias.
- Para fortificar la sangre: el cocimiento de toda la planta se toma como agua de uso.
- Contra la gota y el reumatismo: se aplican emplastos o compresas de las hojas sobre las zonas doloridas.

PRECAUCIONES: Aunque su uso es muy popular para problemas estomacales, es preferible no consumirlo en exceso, pues algunos estudios indican que puede provocar problemas hepáticos.

NOTA: Algunos tratados de herbaria dan el nombre de Suelda o Consuelda a la Escobilla (*Buddleja americana* o *Buddleja scordioides*) que también se utiliza para problemas gastrointestinales.

Coyonoistle (*Opuntia imbricata*) [Tree cholla / Walking stick cholla]

Otros nombres: Cardenche / Coconoiste/ Choya / Joconostle.

Descripción: Planta de la familia de las cactáceas que puede medir más dos metros de altura. Su tronco es cilíndrico, espinoso; las pencas, también espinosas, son de color blancuzco; el fruto, parecido a la tuna, es de color amarillento y de sabor ácido.

Hábitat: Abunda en las regiones áridas del sur de Nuevo León y el Altiplano potosino.

Partes utilizadas: Los tallos, la raíz y el fruto (tuna).

Propiedades y modos de empleo:

- Como aperitivo y para problemas de la bilis y del hígado: comer los frutos entre comidas.
- Como diurético: se hace un extracto de la planta y se bebe medio vaso antes de cada comida.
- Contra hernias y fracturas en los huesos: se aplican emplastos con la pulpa y se venda el área afectada.
- Para hidratar la piel: se aplica la pulpa sobre las quemaduras producidas por fuego o por el sol.
- Para cortar la sed: cómase una tuna, aunque su sabor es ácido.

Observaciones: Cuando se recolecta esta planta, al igual que muchas de las cactáceas, hay que tener sumo cuidado con las espinas. Las de esta especie, en particular, son muy dolorosas, llegando a producir una hinchazón que puede durar varios días.

Cuachalalate (*Amphipterygium adstringens*)

Otros nombres: Cuachalalá.

Descripción: Árbol de la familia de las anacardáceas que puede alcanzar hasta diez metros de altura. Sus hojas tienen los bordes aserrados; los frutos son pequeños, de dos a cinco centímetros de diámetro; su corteza es gruesa, rugosa de color grisáceo que se torna rojizo o café oscuro.

Hábitat: Crece en el centro de México.

Partes utilizadas: La corteza y las hojas.

Propiedades y modos de empleo:

- Contra el cáncer estomacal y las úlceras internas: se toman tres o cuatro tazas diarias del té de la corteza hasta sentir mejoría.
- Como diurético: bébanse dos o tres tazas al día del cocimiento de las hojas.

- Para fortalecer las encías débiles: se hierve una pizca de la corteza en un cuarto de litro de agua y se hacen buches con el cocimiento, sin ingerirlo. Además, con el mismo cocimiento se dan masajes sobre las encías. Este remedio también puede mezclarse con corteza de nogal.
- Contra el cáncer de la piel, heridas, úlceras cutáneas y várices: se lavan las partes afectadas con el cocimiento de la corteza.

OBSERVACIONES: Existe otra variedad de cuachalalate, la *Juliania adstringens*, que tiene las mismas propiedades que la mencionada en esta ficha.

CUATECOMATE (véase **GUAJE**)

CULANTRILLO (*Adiantum capillus-veneris*) [Maidenhair fern]

OTROS NOMBRES: Culantrillo de pozo / Cilantrillo.

DESCRIPCIÓN: Planta perteneciente al orden de los helechos y la familia de las polipodiáceas. Sus hojas se presentan con hojuelas redondeadas.

HÁBITAT: Crece silvestre en lugares húmedos, paredes de las norias y acequias.

PARTES UTILIZADAS: Toda la planta.

PROPIEDADES Y MODOS DE EMPLEO:

- Como abortivo y emenagogo: bébanse diariamente dos o tres vasos del té de las hojas, de preferencia mezcladas con ruda.
- Como diurético, para deshacer cálculos renales, contra nefritis, contra la bronquitis, como depurativo de la sangre, contra la arteriosclerosis y para bajar la presión arterial: tomar varias tazas diarias del té de los tallos y las hojas, de preferencia frescas.
- Contra la tiña: aplicar una cataplasma de hojas machacadas y frescas sobre las zonas afectadas.

D

E

Damiana (véase **Hierba del venado**)

Dátil (*Phoenix dactylifera*) [Date]

Descripción: Fruto de la palma datilera con aspecto ovoide, de color café, sabor dulce y gran cantidad de calorías. Este árbol, perteneciente a la familia de las palmáceas, puede medir más de 20 m de altura. Su tronco es largo, las flores son amarillas.

Hábitat: Crece en las zonas áridas. En la región de Matamoros, Coahuila se produce en abundancia.

Partes utilizadas: El fruto.

Propiedades y modos de empleo:

- Contra problemas bronquiales: hiérvanse varios dátiles en medio litro de agua y bébase una taza del cocimiento caliente por la mañana y otra por la noche.
- Como reconstituyente: comer dátiles como postre o entre comidas por varios días hasta sentir mejoría, pues da mucha energía al cuerpo, ayudándolo a recuperarse rápidamente del cansancio.

Diente de león (*Taraxacum officinalis*) [Dandelion]

Otros nombres: Achicoria amargosa / Amargón.

Descripción: Planta de la familia de las compuestas que mide hasta 50 cm de altura. Sus hojas son dentadas; las flores amarillas tienen muchos pétalos delgados y alargados; el fruto es globoso, velloso como un penacho lleno de pelillos, contiene una semillita café al interior. Su raíz es muy amarga.

HÁBITAT: Crece silvestre en todo el país, principalmente en lugares húmedos.

PARTES UTILIZADAS: Los tallos, hojas y raíz.

PROPIEDADES Y MODOS DE EMPLEO:

- Para bajar el ácido úrico, como diurético y contra el edema: se prepara un té con 20 gr de hojas por medio litro de agua y se bebe en ayunas.
- Para quitar el acné: además de tomar el cocimiento de esta planta, también se aplica tibio sobre las partes afectadas.
- Contra la artritis y reumatismo, contra el cáncer en el estómago, la cirrosis y hepatitis, contra la fatiga, contra la intoxicación por contaminación ambiental; como depurativo de la sangre y como tónico cerebral: se hierve un puñado de hojas y raíz en dos litros de agua y se bebe como agua de uso por varios días.
- Como preventivo contra el cáncer de mama: hacer un té con las hojas y tomarlo tibio diariamente.
- Contra problemas del cuero cabelludo como son la caspa y la seborrea: enjuagarse el cabello con el cocimiento de las hojas después de habérselo lavado con champú.
- Para reducir el colesterol malo (LDL): se hace un cocimiento de las hojas y los tallos y se toma tibio después de cada alimento.
- Contra la colitis: además de beber el té caliente, a razón de dos tazas por día, una en ayunas y otra por la noche, se aplican emplastos sobre las partes inflamadas del colon.
- Contra la dermatitis y la psoriasis: se lavan las partes afectadas con el cocimiento de toda la planta.
- Contra la diabetes y la hipoglucemia: regularmente tomar la infusión de esta planta como agua de uso.
- Contra el herpes genital: además de tomar el cocimiento de esta planta, se hacen lavados sobre las partes afectadas con la misma infusión.
- Contra la hipotensión y el hipotiroidismo: beber dos tazas al día del té de diente de león mezclado con alfalfa, una en ayunas y otra con la cena.
- Contra la osteoporosis: se comen las hojas en ensalada, además de ingerir dos cápsulas de calcio.
- Contra el síndrome premenstrual (SPM): durante esos días bébase el té caliente de esta planta.
- Contra el vértigo: tomar el té caliente cuando esto se presenta.

Doradilla (*Selaginella lepidophylla*) [Common ceterach / Resurrection plant]

Otros nombres: Flor de peña / Flor de piedra.

Descripción: Planta de la familia de las selagineláceas que crece en forma de roseta que, al secarse, se enrosca como bolita de unos diez centímetros de diámetro y toma un color dorado, pero que al humedecerse o ponerse en agua se extiende y reverdece.

Hábitat: Crece sobre las rocas donde hay mucha humedad, principalmente en las regiones montañosas de Nuevo León, Tamaulipas y otros estados.

Partes utilizadas: Toda la planta.

Propiedades y modos de empleo:

- Contra los chancros y para curar llagas y heridas: se tallan o se aplican fomentos sobre las partes afectadas con las hojas de la planta ablandadas en agua caliente.
- Como diurético, contra cálculos biliares y renales, contra el mal de orina y como depurativo sanguíneo: tómese el cocimiento de la planta como agua de uso.
- Contra parásitos intestinales: se toma en ayunas una taza de té algo cargado, y media hora después se ingiere un purgante.

Observaciones: Cuando esta plantita está seca tiene un color pardo, pero al humedecerse o ponerse en agua se torna verde y reaviva sus características.

Nota: Existe otra planta con el mismo nombre común, la *Ceterach officinalis* que tiene las mismas propiedades.

Durazno (*Amygdalus persica*) [Peach]

Otros nombres: Melocotón.

Descripción: Árbol de la familia de las rosáceas que mide entre cuatro y cinco metros de altura. Sus hojas son lanceoladas, de color verde claro; las flores, de color rosado; el fruto es liso o velloso, con pulpa carnosa y jugosa, con una semilla (hueso) en el interior.

Hábitat: Se cultiva para consumo propio en jardines y, para fines comerciales, en huertos frutales de todo México.

Partes utilizadas: El fruto, las hojas y las flores.

Propiedades y modos de empleo:

- Para problemas renales, como depurativo y laxante: se hace un té con las hojas y flores y se beben de tres a cuatro tazas diarias.

- Para eliminar parásitos intestinales: tomar en ayunas un vaso de té bien concentrado de hojas y flores, con dos dientes de ajo machacados. También beber el jugo del durazno en ayunas.
- Contra el tullimiento o entumecimiento: se hierven las hojas y se dan baños y masajes con el cocimiento.

PRECAUCIONES: La almendra, o parte interna y carnosa de la semilla del durazno, es muy tóxica, por lo que se debe evitar comerla.

ENCINO (*Quercus sp.*) [Oak]

DESCRIPCIÓN: Árbol perteneciente a la familia de las fagáceas que llega a medir hasta 12 m de altura. Sus hojas son ásperas; da un fruto conocido como bellota. Su madera es leñosa y la corteza, que contiene gran cantidad de tanino, es uno de los astringentes naturales más enérgicos.

HÁBITAT: Crece silvestre en zonas templadas y montañosas del país.

PARTES UTILIZADAS: La corteza, las hojas y las espigas.

PROPIEDADES Y MODOS DE EMPLEO:

- Contra problemas de la boca y encías débiles o sangrantes: prepárese un cocimiento muy concentrado de la corteza y en tibio háganse buches por tres días hasta sentir mejoría.
- Como astringente, para detener la diarrea crónica y la disentería: tomar tres tazas del té de la corteza.
- Contra el cáncer en el aparato digestivo: beber de tres a cuatro tazas diarias del cocimiento de la corteza.
- Contra descensos o secreciones vaginales y flujos blancos: se hacen lavados vaginales con la infusión de la corteza.
- Para aliviar la gangrena y las úlceras: prepárese una infusión de la corteza, muy concentrada, y con ella se lavan las partes afectadas.
- Contra inflamaciones, contusiones y problemas de la piel: aplicar una compresa con el cocimiento de la corteza y las hojas tiernas sobre las partes afectadas.
- Como tranquilizante y para bajar el estrés: tomar diariamente varias tazas del cocimiento de las espigas.

OBSERVACIONES: En la Sierra Madre Oriental de Coahuila, Nuevo León y Tamaulipas existen muchas variedades de encino y científicamente se les cataloga como *Quercus sp*. Casi todas tienen las mismas propiedades aquí descritas.

NOTA: Aunque en otros países la madera del encino es muy preciada para fines comerciales e industriales, los encinos que crecen en el Noreste no son idóneos para la ebanistería.

Epazote (*Dysphania ambrosioides*) [Wormseed]

Otros nombres: Apazote / Epazotl / Paico.

Descripción: Planta de la familia de las chenopodioideáceas que puede alcanzar un metro de altura. Sus hojas son alargadas y dentadas, aromáticas, muy utilizadas como condimento en la cocina del centro y sureste de México; las pequeñas flores crecen en espigas de color blanco o morado, estas últimas son las más preciadas.

Hábitat: Crece como maleza en los jardines familiares.

Partes utilizadas: Las hojas, inflorescencias y raíz.

Propiedades y modos de empleo:

- Como helmíntico y vermífugo, en especial contra la amibiasis: beber en ayunas, por nueve días, un vaso de té tibio de las hojas. Se recomienda que minutos antes se ingiera un trocito de piloncillo o una cucharadita de azúcar. Cuando el problema es más grave es recomendable agregar hierbabuena al té e ingerirse con un ajo machacado.
- Como digestivo: tomar una taza del té de las hojas e inflorescencias antes de cada comida.
- Como emenagogo: tómese de una a tres tazas del té de hojas de epazote mezcladas con ruda.
- Contra mal de San Vito: se beben tres tazas diarias de la infusión de la raíz.

Observaciones: El epazote como alimento es poco común en el Noreste. En el centro y sur del país lo usan para cocinar frijoles, en las quesadillas, champiñones, etc. dándoles un sabor muy particular.

Precauciones: El consumo prolongado de esta planta es tóxico para la salud debido al aceite esencial que contiene y puede manifestarse en problemas de gastroenteritis, diarrea y vómitos. Asimismo, las mujeres embarazadas deben abstenerse de ingerir la infusión de esta planta porque puede ser abortivo.

Nota: Existe otra planta llamada Epazote de zorrillo (*Chenopodium graveolens*), cuyas propiedades son similares, pues también se usa como antihelmíntico y vermífugo.

Equinácea (*Echinacea sp.*) [Echinacea]

Otros nombres: Echinacea / Equinacia.

Descripción: Planta herbácea perenne que pertenece a la familia de las asteraceaes y llega a medir hasta dos metros de altura. Sus hojas, entre lanceoladas y elípticas, miden entre 10 y 20 cm de largo. Las flores son inflorescencias dispuestas en forma de cabezuelas cónicas. Existen 23 especies de esta planta, todas nativas del este de los Estados Unidos, de las cuales sólo diez son aceptadas por sus propiedades curativas, siendo la de flores moradas (*Equinacea purpurea*) la más preciada.

Hábitat: Se cultiva en algunas partes del noreste de México.

Partes utilizadas: Las hojas y las flores.

Propiedades y modos de empleo:

- Como antibiótico y contra infecciones virales: tomar el té de las flores una vez al día.
- Contra cólicos, como desinflamatorio, contra picaduras de insectos y mordeduras de serpientes: se machacan las hojas y las flores y se remojan en agua tibia para luego ponerse en emplasto sobre la parte afectada o dolorida.

  Nota: si el piquete es de un insecto venenoso o la mordedura de una serpiente venenosa, es importante acudir al médico cuanto antes.
- Contra gripes y problemas respiratorios: tómese el té de las flores tres veces al día. También se pueden agregar algunas gotas de extracto de equinácea en una bebida caliente.
- Contra picaduras de insectos: aplicar el extracto o tintura de esta planta sobre la parte afectada.

Nota 1: Desde tiempos inmemoriales, entre las tribus nativas de Norteamérica la equinácea ha sido la planta curativa por excelencia. En tiempos recientes ha sido “redescubierta” por la medicina alternativa moderna.

Nota 2: Sin ser concluyente para el tema pandémico de CoVid 19, se estima que la equinácea, gracias a sus propiedades para reforzar el sistema inmunológico, pueda resultar benéfica para prevenir o contrarrestar los síntomas de este mal que afecta las vías respiratorias.

Nota 3: En tiendas naturistas venden extracto de equinácea en diferentes presentaciones.

Espinaca (*Spinacia oleracea*) [Spinach]

Descripción: Perteneciente a la familia de las amarantáceas, esta planta anual es muy usada en ensaladas, pues sus hojas grandes, de color verde oscuro son comestibles.

Hábitat: Puede cultivarse en cualquier huerto familiar.

Partes utilizadas: Las hojas.

Propiedades y modos de empleo:

- Contra la anemia, la artritis y los reumas: cómanse crudas y cocidas, también tómese el agua del cocimiento de las hojas.
- Como laxante: hiérvase un manojo de espinacas y, en ayunas, tómese un vaso del cocimiento caliente.
- Contra la osteoporosis: incluir espinacas en la dieta semanal, pues al ser ricas en vitamina K2 este nutriente ayuda al tejido óseo.
- Contra el tabaquismo: la persona que desea dejar de fumar procure beber el agua de espinacas hervida cuando siente la necesidad del cigarro.

Estafiate (*Artemisia mexicana*) [Sagebrush / Wormwood]

Otros nombres: Ajenjo del país / Istafiate.

Descripción: Planta herbácea de la familia de las compuestas, de olor fuerte y color cenizo, que llega a medir un metro de altura. Sus hojas son vellosas; las flores, en cabezuelas, están dispuestas en racimos.

Hábitat: Crece silvestre en casi todo el país.

Partes utilizadas: Tallos, flores y hojas.

Propiedades y modos de empleo:

- Como aperitivo: tomar un té ligero de toda la planta antes de cada comida.
- Contra problemas estomacales: beber de dos a tres tazas al día de la infusión de la planta, hasta sentir mejoría.
- Contra parásitos y amibas: bébanse dos tazas cargadas del cocimiento de toda la planta. La primera toma se hace en ayunas y la segunda antes de dormir. Se recomienda seguir este remedio de una a dos semanas hasta terminar con el problema.
- Contra infecciones de la piel: lavar las partes afectadas con el agua del cocimiento de la planta.

Nota: Existen dos tipos de estafiate, la *Artemisia frigida* y la *Artemisia ludoviciana*. Ambos tienen las mismas características curativas y son de sabor muy amargo.

OBSERVACIONES: En algunas regiones áridas del Norte los curanderos y los hacedores de lluvia utilizan las hojas secas de esta planta, a guisa de incienso, para invocar a los espíritus del agua.

PRECAUCIONES: Evítese el consumo prolongado de esta planta, dado que puede ser tóxica. También evítese tomarla durante el embarazo, ya que puede ser abortiva.

ESTROPAJO (*Luffa cylindrica*) [Loofah / Sponge gourd]

DESCRIPCIÓN: Planta cucurbitácea cuyo fruto seco es muy usado para el aseo corporal. Es uno de los mejores limpiadores de los poros de la piel que, al tallarlo, los abre y ayuda a extraer la grasa que se acumula en ellos. También elimina las células muertas que están en el cuerpo.

HÁBITAT: Crece silvestre o en huertos del Noreste y otras regiones del país.

PARTES UTILIZADAS: El fruto seco (el estropajo).

PROPIEDADES Y MODOS DE EMPLEO:

- Como esponja de baño para lavarse la piel: tállese la piel para quitar todo tipo de impurezas. Es muy recomendable en el baño diario.

OBSERVACIONES: Se recomienda lavarse primero la piel con agua caliente para abrir los poros y así permitir que el restregado con el estropajo sea más eficaz. Después, cuando haya terminado, hay que enjuagarse con agua fría para cerrar los poros.

NOTA: Es importante no confundir este estropajo con el de ixtle o lechuguilla. Véase **ESTROPAJO DE IXTLE / DE LECHUGUILLA** en la Parte 2.

EUCALIPTO (*Eucalyptus globulus*) [Blue-gum eucaliptus]

OTROS NOMBRES: Árbol de las fiebres.

DESCRIPCIÓN: Árbol de la familia de las mirtáceas que llega a medir hasta los 40 m de altura. Sus hojas de color verde grisáceo tienen un aroma muy fresco. Es muy conocido por su aceite esencial, el eucaliptol.

HÁBITAT: Se cultiva en el Noreste y en casi todo el país.

PARTES UTILIZADAS: Las hojas.

PROPIEDADES Y MODOS DE EMPLEO:

- Contra el asma, como descongestionante y contra las enfermedades de las vías respiratorias: tómese el té caliente de las hojas y háganse inhalaciones con el vapor cuando están hirviendo.
- Como descongestionante usando el extracto o esencia: en medio vaso de agua caliente pónganse tres o cuatro gotitas de esencia y tómeselo. También háganse inhalaciones del vapor.
- Como desinfectante ambiental: hiérvanse o échense a las brasas las hojas, pues el vapor o humo ayuda a limpiar el ambiente. Otra manera es poner unas gotas del aceite en una superficie caliente, como puede ser un foco, lo cual hará que se evapore y produzca el efecto deseado (véase NOTA 1).
- Para aliviar heridas y hemorragias: aplíquense las hojas frescas o húmedas sobre las zonas afectadas.

OBSERVACIONES: En tiendas naturistas se puede conseguir un extracto o esencia de eucalipto, el cual tiene las mismas propiedades que las hojas frescas.

PRECAUCIONES: Es importante tener sumo cuidado con la dosis de la esencia, porque si se excede pueden experimentarse mareos o incluso alucinaciones, ya que es muy fuerte.

NOTA 1: Para poner el aceite en un foco, se vierten unas gotas sobre una rodaja o dona especial que venden en algunas tiendas, principalmente de productos naturales.

NOTA 2: En algunas regiones del país tienen como remedio contra el asma el fumar las hojas secas de eucalipto, a manera de cigarrillos. Se muelen las hojas y se hace el cigarro con hoja de maíz o con una misma hoja de eucalipto que sea flexible, o sea un poco más fresca para que no se quiebre.

Gordolobo

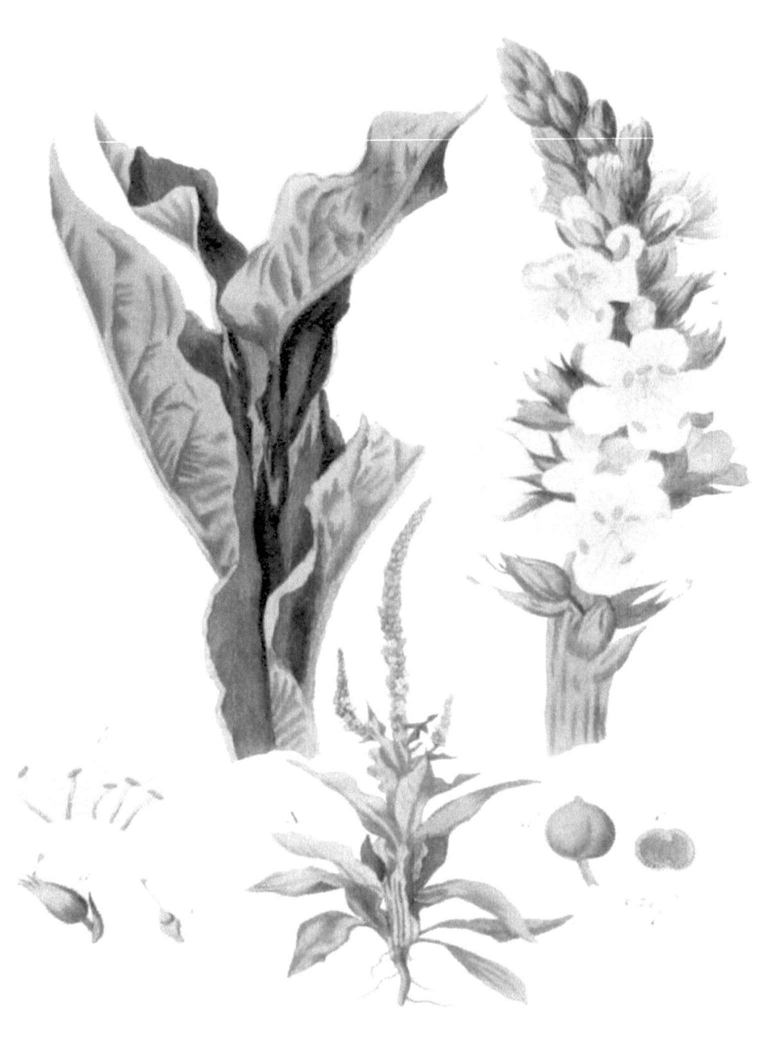

Imagen tomada de https://www.pinterest.es/pin/41658365280716727/

F
G

Flor de peña (véase **Doradilla**)

Flor de manita (*Chiranthodendron pentadactylon*) [Devil's hand tree / Handflower tree]

Otros nombres: Manita / Mano de león.

Descripción: Árbol originario de México, de la familia de las malváceas que mide hasta 12 m de altura. Sus hojas son vellosas; las flores solitarias, de color rojo, sin pétalos, se parecen a los dedos de la mano, de ahí su nombre; el fruto tiene forma de una cápsula leñosa y vellosa.

Hábitat: Se cultiva en el centro y sureste del país.

Partes utilizadas: Las flores.

Propiedades y modos de empleo:

- Contra problemas del corazón: bébase como agua de uso, sin endulzar, la infusión de las flores, siendo la primera toma en ayunas y la última antes de dormir.
- Contra la epilepsia: beber tres tazas diarias del cocimiento de las flores. La primera en ayunas, la segunda al medio día y la última antes de acostarse.

Floripondio (*Datura candida*) [Floripondious / Angel's trumpet]

Otros nombres: Campanilla / Reina de noche / Trompetilla.

Descripción: Arbusto solanáceo que mide de dos a cinco metros de altura. Sus hojas son largas; las flores, en forma de campana, son blancas y de aroma agradable.

Hábitat: Se cultiva en los jardines como planta de ornato.

PARTES UTILIZADAS: Las hojas y flores.

PROPIEDADES Y MODOS DE EMPLEO: Alivia el dolor de cabeza; previene el insomnio.

PROPIEDADES Y MODOS DE EMPLEO:

- Contra dolores de cabeza: se ponen hojas frescas en las sienes como chiqueadores y se adhieren con saliva de un o mismo.
- Contra el insomnio: se ponen las flores bajo la almohada y sobre la mesa de noche.

PRECAUCIONES: Su aroma es muy agradable, pero aspirado por mucho tiempo puede resultar dañino por ser una planta narcótica.

FRESNO (*Fraxinus americana /Fraxinus excelsior*) [White ash]

DESCRIPCIÓN: Árbol de la familia de las oláceas que mide de diez a 12 m de altura. Su corteza es de color cenizo; las hojas son compuestas; las flores, pequeñas y de color blanquecino. Se cultiva como ornato por su frondosidad y porque se adapta muy bien a las extremosas temperaturas del Norte de México.

HÁBITAT: Crece en casi todo el país.

PARTES UTILIZADAS: Las hojas y la savia o jugo de las ramas.

PROPIEDADES Y MODOS DE EMPLEO:

- Contra la bilis: cuando hay falta de apetito por tener sabor amargo en la boca y carácter irritable, tómese como agua de uso, por una semana, el cocimiento de la corteza hervido junto con hojas de naranjo agrio.
- Contra la gota y el reumatismo: preparar un té ligero con las hojas y tomar varias tazas al día. También, para uso externo, hacer un cocimiento más fuerte y aplicárselo en fomentos sobre las partes afectadas.
- Contra el paludismo: antes de acostarse bébase una taza del té de las hojas, al cual se le agrega el jugo de dos limones.

NOTA: Existen muchas variedades de este árbol, a las cuales se les conoce genéricamente con el nombre científico de *Fraxinus sp.*

GARBANZO (*Cicer aretinum*) [Chickpea]

DESCRIPCIÓN: Planta herbácea de la familia de las papilionáceas que puede medir hasta 50 cm de altura. Su tallo es duro y ramoso; las hojas son compuestas, con hojuelas elípticas y aserradas; las flores, de color blanco; el fruto se presenta en forma de vaina, con una o dos semillas amarillentas que son los garbanzos.

HÁBITAT: Se cultiva en huertos para fines comerciales.
PARTES UTILIZADAS: La semilla.
PROPIEDADES Y MODOS DE EMPLEO:

- Contra la blenorragia y el mal de orina: se remojan los garbanzos en agua, la cual se bebe como agua de uso durante quince días. También cómanse los pellejos que sueltan los garbanzos remojados.
- Para eliminar los cálculos renales y de vejiga: hervir garbanzos e ingerir una taza del cocimiento en ayunas y otra al acostarse.
- Galactógeno, para aumentar la leche materna: comer muchos garbanzos y aplicarse en el pecho fomentos tibios con el agua del cocimiento.
- Para normalizar la menstruación: tomar el agua donde se cocieron los garbanzos, además de comerlos en ensaladas.

GERANIO (*Pelargonizum zonale*) [Geranium]
OTROS NOMBRES: Geranio rojo / Geranio de olor.
DESCRIPCIÓN: Planta de la familia de las geraniáceas que mide hasta 50 cm de altura. Sus hojas son pecioladas y de borde ondeado; las flores pueden ser de diversos colores, siendo las rojas, blancas o rosadas las más comunes; el fruto es capsular.
HÁBITAT: Crece en la mayoría de los jardines y macetas del país para uso ornamental.
PARTES UTILIZADAS: Las hojas, los tallos y la raíz.
PROPIEDADES Y MODOS DE EMPLEO:

- Como antibacterial y contra los hongos: prepárese una tintura con las hojas tiernas del geranio, la cual se aplica sobre las partes afectadas.
- Como astringente y contra la diarrea: se cuece la raíz o las hojas y tallos y cada hora se toma un trago de la infusión. Cuando es diarrea por inflamación intestinal o por infección, bébase esta infusión con manzanilla y hierbabuena, a razón de cuatro tazas diarias.
- Para desinflamar las anginas, la boca y contra la amigdalitis: se hacen gárgaras y buches con el cocimiento tibio de la planta.
- Para cortar las hemorragias: a las hojas se les quita la epidermis y se colocan sobre la parte sangrante.

Girasol (*Helianthus annuus*) [Sunflower]

Otros nombres: Maíz de Texas / Mirasol.

Descripción: Planta anual, originaria de México, de la familia de las compuestas. Su tallo es erguido, de uno a dos metros de altura; las hojas son pecioladas, alternas, ovadas, vellosas y dentadas; las flores amarillas tienen el centro de color café oscuro; las semillas son comestibles.

Hábitat: Crece silvestre o se cultiva en cualquier parte del país.

Partes utilizadas: Las semillas, hojas y tallo.

Propiedades y modos de empleo:

- Contra la artritis, los dolores musculares, la gota y el reumatismo: cocer las hojas y el tallo y tomar el té por varios días, una taza antes de cada comida. Para los mismos síntomas, y de uso externo, macérense las hojas en alcohol de 96° y se dan fricciones y masajes sobre las partes afectadas.
- Contra la esclerosis, las hemorragias de las encías, la obesidad, para mantener en buen estado los órganos sexuales y contra la debilidad visual: incluir las semillas de girasol en la dieta diaria.

Observaciones: Existen dos variedades de girasol: el silvestre y el gigante. La primera es la más común en los campos mexicanos; la segunda se siembra para usos comerciales y para extraer la semilla y el aceite de ésta. Los usos medicinales descritos en esta ficha se aplican para ambas variedades.

Gobernadora (*Larrea divaricata / Larrea tridentata*) [Creosote bush]

Otros nombres: Hediondilla / Guamis.

Descripción: Arbusto de la familia de las zigofiláceas que puede alcanzar un metro de altura. Su tallo es fibroso; las hojas pequeñas y pegajosas son de color verde; las flores, amarillas y pequeñas. Toda la planta tiene un olor fuerte y sabor amargo.

Hábitat: Crece abundantemente en las zonas áridas del Altiplano potosino y sur de Nuevo León.

Partes utilizadas: Las hojas y el tallo.

Propiedades y modos de empleo:

- Como diurético para deshacer cálculos renales y de vesícula: tómense tres tazas diarias del cocimiento por siete días. Procúrese que no salga muy cargado (que el color sea claro).
- Contra dolores reumáticos: en un litro de agua pónganse 15 gr

de hojas y déjese macerar por una hora o más. Después, dense baños y frotaciones con ella.

- Para desinfectar la piel: lávese bien la parte afectada y luego aplíquense fomentos del cocimiento de las hojas y el tallo.
- Contra pies sudorosos: poner algunas hojas, de preferencia frescas, adentro de los zapatos y conservarlas allí durante el día.

Observaciones: Para uso interno el cocimiento debe tener un color amarillo claro, como si fuera té de manzanilla. Para preparar una taza ponga una pizca de las hojas. Bébase en intervalos por una semana y se descansa el mismo período.

Precauciones: Es importante no extender por mucho tiempo el consumo de esta planta porque puede causar trastornos al hígado y a los riñones u otro tipo de problemas graves.

Nota: El poder desensarrante de esta planta es tan fuerte que se utiliza para quitar el sarro en radiadores, calentadores y diversos tipos de tuberías.

Gordolobo (*Gnaphalium viscosum*) [Cudweed / Everlasting]

Otros nombres: Papaconi / Tlacochichic.

Descripción: Planta de la familia de las asteráceas que mide hasta 90 cm de altura. Sus hojas son largas, blanquecinas y vellosas; las flores son de color amarillo. Es de sabor muy amargo.

Hábitat: Esta planta crece en el centro de México, así como en el sur de Nuevo León y el norte de San Luis Potosí.

Partes utilizadas: Toda la planta, excepto la raíz.

Propiedades y modos de empleo:

- Contra las almorranas y quemaduras: se hierve un puñado de hojas en un vaso de leche y se aplica como emplasto sobre las partes afectadas.
- Contra la diarrea, disentería, irritaciones digestivas e inflamaciones del colon: viértanse unos 60 gr de las hojas en un litro de agua y se aplica en lavativa. También puede aplicarse una compresa tibia sobre el vientre.
- Para problemas de vías respiratorias: se hierven 30 gr de flores en un litro de agua y una vez listo se filtra en un paño, ya que las flores tienen unos pequeños vellos que se pueden pegar en la garganta. Se toma bien caliente, de preferencia por la noche, y puede endulzarse con miel de abeja.

Golpe (véase **Hierba del golpe**)

Grama (*Capriola dactylon*) [Quickgrass]

Otros nombres: Pata de gallo / Pata de pollo.

Descripción: Hierba de la familia de las gramináceas que, en ciertos lugares y, dependiendo de la variedad, se utiliza como forraje. Sus rizomas son amarillentos, con nudos escamosos.

Hábitat: Crece como maleza en el campo de casi toda la República.

Partes utilizadas: Toda la planta, incluyendo el rizoma o tallo que crece subterráneo.

Propiedades y modos de empleo:

- Para disolver los cálculos biliares y contra problemas en el hígado, como depurativa y diurética, contra la cistitis, nefritis e inflamación de vejiga: hiérvase toda la planta y tómense cinco tazas diarias del cocimiento.

Observaciones: No es necesario endulzar el té de esta planta porque es relativamente dulce.

Nota: Existe otra planta con el mismo nombre común, la *Triticum repens* que presenta las mismas propiedades.

Granado (*Punica granatum*) [Pomegranate]

Descripción: Árbol que pertenece a la familia de las punicáceas y mide entre dos y cinco metros de altura. Sus ramas son flexibles, con pequeñas espinas; las flores, en forma de trompetilla, son de color anaranjado; la fruta (la granada) es redonda y globosa, de color amarillo a rojo pálido, con cáscara algo frágil, y en su interior contiene muchas semillas rodeadas de una carnosidad rojiza y jugosa.

Hábitat: Se cultiva en los huertos y patios norestenses, así como en cualquier lugar de la República.

Partes utilizadas: Las flores, la raíz y la fruta, incluyendo la cáscara.

Propiedades y modos de empleo:

- Contra la bilis, la colitis e irritaciones intestinales: se hierve la cáscara en medio litro de agua y se beben de dos a tres tazas diarias. Cuando los problemas son continuos y severos, se hace un cocimiento concentrado de la cáscara y se administra en tibio como lavativa.

- Contra inflamaciones de boca y garganta: se cuecen las flores y la cáscara y se hacen buches y gárgaras.
- Contra la diarrea, problemas urinarios y la gonorrea: se hace un té de las flores y la cáscara en agua y leche y se toman varias tazas tibias al día.
- Para reforzar las encías: beber la infusión de las flores y también hacer buches con la misma.
- Contra la tenia y las lombrices intestinales: en un litro de agua se hierve la raíz, permitiendo que se consuma una tercera parte del agua. Se deja enfriar y en ayunas se bebe en tres tomas, una cada media hora. Después de esto se ingiere una purga de aceite de ricino.

OBSERVACIONES: Por su gran cantidad de semillitas contenidas en el fruto, al igual que la tuna, comer granadas en abundancia puede provocar astringencia. Sin embargo, como es una fruta muy refrescante, se licuan y luego se cuelan todas las semillas para preparar una sabrosa bebida que se endulza con miel de abeja.

GUÁCIMA (*Guazuma tomentosa*) [Guazuma]

OTROS NOMBRES: Guacimo / Guazuma.

DESCRIPCIÓN: Árbol de la familia de las esterculiáceas que puede alcanzar hasta ocho metros de altura. Sus hojas son pecioladas, ovadas y aserradas; las flores, pequeñas y de color verdoso amarillento y muy aromáticas; el fruto es ovoide, cubierto de puntas.

HÁBITAT: Crece en el Noreste, en el Altiplano y en todas las regiones de clima cálido del país.

PARTES UTILIZADAS: Los frutos, la corteza y el mucílago (la baba) de las ramas.

PROPIEDADES Y MODOS DE EMPLEO:

- Contra la sífilis, la elefantiasis, el paludismo y cualquier afección de la piel: tomar varias tazas al día del cocimiento de la corteza.
- Para sanar fracturas: se hace un corte al tronco o a las ramas tiernas hasta que suelte el mucílago, o goma, que se aplica sobre la fractura y luego se entablilla.
- Contra la tos: se beben varias tazas calientes al día de la infusión de los frutos.

Guaco (*Aristolochia brevipes mexicana*) [Guaco / Birthwort]

Otros nombres: Bejuco estrella / Huaco.

Descripción: Planta trepadora de la familia de las aristoláqueas. Sus hojas son enteras; las flores, solitarias y de color verdoso; el fruto tiene forma de cápsula y es de color azul.

Hábitat: Crece silvestre en todo el país.

Partes utilizadas: Los tallos y las hojas.

Propiedades y modos de empleo:

- Contra mordeduras y piquetes: tomar abundantemente la infusión de la raíz, tallos y hojas. También beber el jugo de los tallos. Asimismo, se aplica una cataplasma del tallo y las hojas machacadas sobre el área afectada.
- Contra la sífilis y la gonorrea: tomar la infusión de la raíz en grandes cantidades y con el mismo cocimiento lavar las partes afectadas.

Observaciones: Existe otra planta de ornato con el mismo nombre común, la *Sanserieria zeilanica* que es usada contra piquetes de insectos al aplicar las hojas machacadas o el jugo de éstas sobre las áreas afectadas.

Nota: En México existen alrededor de 30 especies de esta planta, muchas de ellas con propiedades similares, como la *Mikania guaco*, por ejemplo.

Guaje (*Crescentia alata*) [Gourd]

Otros nombres: Calabaza / Cuatecomate / Guaje cirial.

Descripción: Árbol de la familia de las bignoniáceas que mide de seis a 12 m de altura. Sus hojas pecioladas, con tres hojuelas en forma de cruz, de color amarillo verdoso con rayas oscuras, tienen un olor desagradable; el fruto es redondo, globoso u ovoide y mide de siete a 15 cm de diámetro.

Hábitat: Crece en tierra caliente, incluyendo el Noreste.

Partes utilizadas: El fruto y las hojas.

Propiedades y modos de empleo:

- Contra la bronquitis, problemas de garganta y tos: se hace una abertura en el extremo más delgado de la fruta sin extraer las semillas, se llena con agua o jerez y se deja macerar por 24 horas. Después se toma una copita tres veces al día, antes de cada comida, siendo la primera en ayunas.

- Contra la caída del cabello: lávese bien con jabón neutro y después enjuáguese con el agua del cocimiento de las hojas de esta planta.

OBSERVACIONES: Hay otras especies de guaje cuyos frutos son más grandes y, al secarse, se utilizan como recipientes para agua u otros líquidos.

GUAYABO (*Psidium guajava*) [Guava]

DESCRIPCIÓN: Arbusto o árbol de la familia de las mirtáceas que mide hasta diez metros de altura. Su tronco es delgado, torcido; las hojas son elípticas y ovales; las flores se presentan solitarias, en pedúnculos; el fruto es comestible, ovoide, muy aromático y de color amarillo.

HÁBITAT: Se cultiva para fines comerciales en los estados de Aguascalientes, el sur de Zacatecas y el Bajío. En el Noreste se puede encontrar ocasionalmente en algún jardín o huerto familiar.

PARTES UTILIZADAS: La fruta, las hojas, la corteza y la raíz.

PROPIEDADES Y MODOS DE EMPLEO:

- Como astringente, contra la diarrea y contra la indigestión: beber cuatro tazas diarias de la infusión hecha con la raíz, corteza y hojas.
- Para evitar la caída del cabello y las canas: dar masajes al cuero cabelludo con el agua del cocimiento de las hojas.
- Contra la ictericia: comer una o dos guayabas cuando están todavía verdes y ácidas, aunque su sabor no es agradable.
- Para aliviar llagas e hinchazones: con el agua tibia del cocimiento de la corteza se lavan las partes afectadas. Con ese mismo cocimiento se hacen compresas y se aplican sobre la parte afectada.
- Para arrojar las lombrices intestinales: se comen las guayabas verdes, de preferencia en ayunas.
- Contra el reumatismo: macerar las hojas en alcohol de caña de 96° y con éste frotarse las partes afectadas.

Hierba del venado

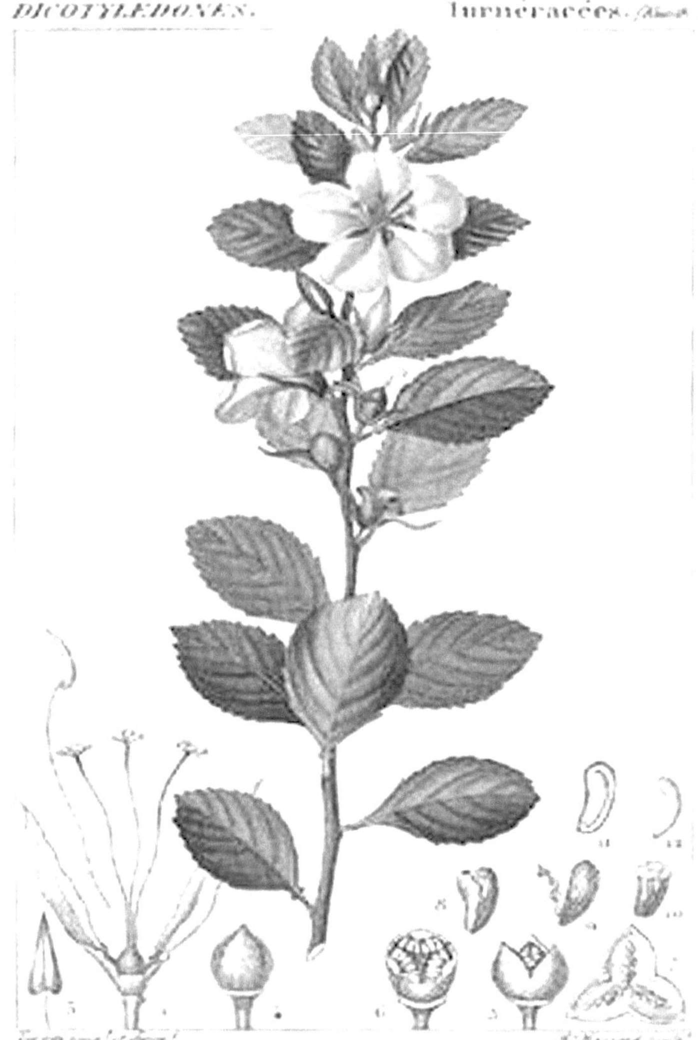

Imagen tomada de https://www.pinterest.es/pin/452259987556051792/

H

Haba (*Vicia faba*) [Broad bean]

Descripción: Planta herbácea anual de la familia de las papilionáceas que alcanza un metro de altura. Su tallo es erguido y ramoso; las hojas son compuestas, de hojuelas elípticas, venosas, de color verde azulado; las flores, en forma de mariposa, pueden ser blancas o rosas y muy aromáticas; el fruto comestible crece en vaina de diez a 15 cm de largo y presenta cinco o seis semillas de color amarillento.

Hábitat: Se cultiva en huertos para fines comerciales.

Partes utilizadas: La semilla.

Propiedades y modos de empleo:

- Para alcalinizar la sangre, evitar la anemia y el raquitismo y bajar el colesterol malo (LDL): comer habas frescas con todo y la cáscara.
- Contra quemaduras de sol y raspones: se frota la piel con harina de las habas y después se aplica una cataplasma con la misma harina. (La harina se puede obtener machacando las habas secas en un molcajete).

Observaciones: Las habas no son recomendables para personas con problemas renales y de ácido úrico.

Hámula Monterrey (véase **Prodigiosa**)

Hiedra rastrera (*Hedera helix*) [Creeping ivy]

Otros nombres: Hiedra trepadora / Yedra.

Descripción: Planta de la familia de las araliáceas. Su tallo y ramas son sarmentosos; las hojas, casi triangulares, de color verdoso o amarillento; florea de color amarillo verdoso; el fruto es una baya negruzca azulada, del tamaño de un chícharo. No es una planta parásita, pero puede invadir otros árboles que estén cerca por sus características trepadoras tipo enredadera.

HÁBITAT: Se cultiva para ornato en todo el país.
PARTES UTILIZADAS: Las hojas.
PROPIEDADES Y MODOS DE EMPLEO:

- Contra abscesos y quistes: hervir bastantes hojas en agua y aplicarse compresas calientes en las partes afectadas.
- Como cicatrizante: se ponen gotitas del jugo del tallo de las hojas sobre la cortada superficial.
- Para manos sudorosas: restregarse las manos con las hojas, después espolvorearse azufre vegetal, repitiendo esto por varios días hasta sentir mejoría.

OBSERVACIONES: Ésta es una planta con alto contenido de azufre que se obtiene moliendo las hojas y los tallos.

PRECAUCIONES: Esta hiedra, por ser una planta venenosa, es de uso externo solamente. No debe comerse o ingerirse en infusión.

NOTA: La hiedra es un nombre genérico de plantas clasificadas en varias especies de diferentes familias, como la *Toxicodendron radicans* de la familia de las anacardiáceas. Algunas de esas especies crecen en el Noreste y tienen propiedades medicinales analgésicas, calmantes, estimulantes, expectorantes, etc., pero como algunos de los usos son internos y el nombre hiedra puede prestarse a confusión, no se incluyen en este trabajo.

HIERBA DE LA GOLONDRINA (*Euphorbia maculata / Euphorbia prostata*) [Milk purslane]

DESCRIPCIÓN: Planta rastrera de la familia de las euforbiáceas que mide de diez a 15 cm de largo. Sus tallos son rectos y ramosos, con numerosas hojas redondeadas, muy pequeñas, de color morado o verde oscuro; las semillas, ovadas y rugosas; las flores, pequeñas, de color blanco rosáceo.

HÁBITAT: Crece como maleza de jardín. Abunda en los rincones entre banquetas y paredes, en calles empedradas.
PARTES UTILIZADAS: Toda la planta.
PROPIEDADES Y MODOS DE EMPLEO:

- Como estomacal, contra diarreas, dolores y mal de estómago: tomar caliente o frío el cocimiento de la planta. Si se combina con hierbabuena los resultados son mejores.
- Contra infecciones en el cuero cabelludo: sobre la parte afectada se restriega el látex, o lechita, que suelta la planta.
- Contra manchas en la piel, verrugas y callos: se empapa una

tela o un algodón con el jugo de las hojas y se aplica sobre la parte afectada.

- Contra algunas úlceras de la piel: lavarse bien las partes afectadas con el cocimiento tibio de esta planta.

Hierba de la hormiga (*Allionia choisyi*) [Annual windmills]

Descripción: Planta herbácea de la familia de las nictagináceas que mide hasta 15 cm de altura. Sus hojas son corrugadas y vellosas; las flores, de color rojizo, crecen en grupos de tres en forma de cogollo.

Hábitat: Crece silvestre en zonas cálidas de Coahuila, Nuevo León, Tamaulipas y otros estados.

Partes utilizadas: Toda la planta.

Propiedades y modos de empleo:

- Para quitar las ampollas: se muele la planta y luego se mezcla el polvo con manteca o vaselina y se frotan los pies o manos ampolladas.
- Contra el mal de orina: se prepara un té de los tallos y hojas y se bebe una taza en ayunas y otra antes de acostarse.

Observaciones: También como hierba de la hormiga se le conoce a la *Bohernavia coccinea*, la cual tiene propiedades similares a las descritas en esta ficha.

Hierba de la virgen (*Tiquillia canescens / Coldenia canescens*) [Tiquilia]

Descripción: Planta subarbustiva de la familia de las borragináceas que se extiende hasta 60 cm. Las hojas presentan pelillos blanquecinos; las flores dan un pétalo de color morado; el fruto es pequeño, con pelusa en la madurez.

Hábitat: Crece en el norte y noreste del país.

Partes utilizadas: Toda la planta.

Propiedades y modos de empleo:

- Para estimular la circulación: beber la infusión como agua de uso. Da mejores resultados si se acompaña con una planta diurética, como puede ser la cola de caballo, la pingüica, etc.
- Contra la disentería: bébanse cuatro tazas diarias del cocimiento de la planta. La primera toma debe ser en ayunas.
- Contra las várices: además de tomarla en té, aplíquense fomentos del cocimiento sobre las partes afectadas.

Observaciones: Existe otra planta con el mismo nombre, la *Dyssodia micopoides*, cuyas propiedades son muy diferentes a las descritas en esta ficha.

Hierba de san Nicolás (*Chrysactinia mexicana*) [Damianita]
Otros nombres: Damianita / Falsa damiana / Garañona / San Nicolás
Descripción: Arbusto de la familia de las asteráceas que alcanza 80 cm de altura. Sus flores amarillas, aromáticas, se dispersan con el viento como lo hace el diente de león.
Hábitat: Crece abundantemente en el noreste de México.
Partes utilizadas: Toda la planta.
Propiedades y modos de empleo:

- Como conceptiva, para aumentar la virilidad, limpiar los ductos seminales, contra la frialdad del bazo y como tónico: tómense diariamente dos o tres tazas de la infusión fría o caliente.

Nota: Existe otra planta asterácea también llamada Hierba de san Nicolás, la *Gutierrezia sarothrae*, cuyas propiedades son distintas a las descritas en esta ficha.

Hierba del cáncer (*Acalypha adenostachya*) [Indian paint bush / Santa Catalina]
Descripción: Planta perenne de la familia de las euforbiáceas que alcanza 40 cm de altura; sus hojas rugosas. Existen el macho y la hembra, siendo ésta la que se utiliza medicinalmente y se distingue por un pequeño cogollo ("jilotito") rojo.
Hábitat: Crece como maleza en el sur de Nuevo León, suroeste de Tamaulipas y el Altiplano potosino.
Partes utilizadas: Toda la planta.
Propiedades y modos de empleo:

- Contra el cáncer vaginal y la leucorrea: hiérvase la planta en dos litros de agua. Tómese el cocimiento dos veces al día y, con el resto, cuando está tibio, se hacen lavados vaginales.
- Como preventivo de cualquier tipo de cáncer: tomar esporádicamente la infusión.
- Contra dolores estomacales: se prepara en té y se toma tibio dos o tres veces al día hasta que los síntomas desaparezcan.
- Para eliminar o aliviar algunos granos: se hace un emplasto con las hojas molidas y se aplica sobre las partes afectadas.
- Para hacer el parto menos difícil y/o doloroso: se bebe en té

caliente varias veces al día previo al parto. También se frota el cocimiento sobre las caderas y la espalda.

OBSERVACIONES: Existen diez especies más de esta hierba con el mismo nombre, como la *Castilleja tenuifolia* o la *Acalypha hederaceae*, a las cuales, dependiendo de la región, se les atribuyen propiedades similares.

NOTA: Existe otra hierba del cáncer, la *Cuphea aequipetaia* que tiene propiedades similares y se vende en los mercados. Es traída del centro del país y sólo se usa externamente, pues puede ser tóxica si se ingiere. No está incluida en este trabajo.

HIERBA DEL GATO (véase **VALERIANA**)

HIERBA DEL GOLPE (*Allionia incarnata*) [Hartmannia]

DESCRIPCIÓN: Planta herbácea de la familia de las nictagináceas que mide hasta 30 cm de altura. Sus hojas son ovaladas, en forma de cáliz.

HÁBITAT: Crece en casi todas las zonas áridas y semiáridas del norte y centro del país. En el Noreste abunda en Coahuila, Nuevo León, San Luis Potosí y Tamaulipas.

PARTES UTILIZADAS: Las hojas y los tallos.

PROPIEDADES Y MODOS DE EMPLEO:

- Contra contusiones, golpes y llagas: aplíquese exteriormente como fomento tibio en las partes afectadas.
- Contra las hinchazones de los pies: se hierven las hojas y tallos y se sumergen los pies en el agua tibia.

OBSERVACIONES: Existen 11 especies diferentes de esta planta, de las cuales algunas presentan propiedades similares y otras no.

NOTA: En la región también se ha detectado otra hierba del golpe (*Oenothera rosea*), cuyas propiedades y usos son las mismas que las aquí descritas.

HIERBA DEL PAJARITO (*Lepidium virginicum*) [Garden cress]

OTROS NOMBRES: Comida de pajarito / Lentejilla.

DESCRIPCIÓN: Planta herbácea y ramosa de la familia de las crucíferas que mide entre 40 y 70 cm de altura. Sus hojas son aserradas y dentadas; las flores blancas, pequeñas, crecen en racimos.

HÁBITAT: Crece de manera silvestre en casi todo el país.

PARTES UTILIZADAS: Las hojas y los tallos.

Propiedades y modos de empleo:

- Contra rozaduras y salpullido: se muelen las hojas y los tallos y se mezclan con vaselina para hacer una pomada que se unta en las partes afectadas.

Observaciones: En las zonas rurales del sur de Nuevo León la usan principalmente en los niños que aún están en la etapa de pañal.

Hierba del venado (*Turnera diffusa*) [Damiana]

Otros nombres: Damiana / Damiana California / Hierba de la loma / Hierba del pastor.

Descripción: Planta de la familia de las turneráceas que mide entre 30 y 60 cm de altura. Su tallo es ramoso, con hojas alternas, ovadas y aromáticas, con el revés cubierto de vellos; las flores son pequeñas, de color blanco o amarillo.

Hábitat: Crece silvestre en los campos de Nuevo León, Tamaulipas y otros estados.

Partes utilizadas: Las flores, ramas y hojas.

Propiedades y modos de empleo:

- Contra la anemia: licuar un puñado de hojas frescas de esta planta con jugo de betabel y tomarlo dos veces al día. La primera toma se hace en ayunas.
- Como conceptivo o cuando la mujer padece de frigidez: se beben dos o tres tazas calientes de damiana, alternadas con té de canela, especialmente en los días de ovulación. También se aplican fomentos calientes del cocimiento en el vientre y se frotan las manos y los pies con la planta.
- Contra la disfunción eréctil o impotencia, como tónico y contra el cansancio cerebral: se hierven 30 gr de esta planta en un litro de agua, se endulza con miel y se toma frío como agua de uso.
- Contra problemas durante la menopausia: se hierve esta planta con ginseng y se bebe una taza diaria del té caliente. Esta combinación produce estrógeno en el organismo.
- Contra problemas de la próstata: tomar tres tazas diarias del té, acompañadas con una cápsula de vitamina E y otra de polen para disminuir la inflamación.
- Como refrescante: beber el cocimiento de esta planta como agua de uso. Se puede mezclar con hierbabuena y endulzar con miel de abeja.
- Para cortar la sed: poner algunas hojas debajo de la lengua.

Precauciones: Si se está llevando un tratamiento basado en hierro, hay que evitar ingerir la damiana porque ésta puede interferir con la absorción de ese mineral.

Nota 1: Existen distintas variedades de esta planta con las mismas propiedades.

Nota 2: Hay otra planta también conocida como Hierba del venado (*Chrysactinia pinnata S.*), la cual presenta propiedades muy distintas a las descritas en esta ficha.

Nota 3: Con esta planta se produce un licor de agradable sabor, el "licor de damiana".

Hierba meona (véase **Real de oro**)

Hierbabuena (*Mentha spicata*) [Peppermint]

Otros nombres: Menta / Hierba de olor / Yerbabuena.

Descripción: Planta herbácea de la familia de las labiadas o lamiáceas que mide pocos centímetros de altura, pero puede extenderse como maleza. Sus hojas opuestas y aserradas son de color verde oscuro, muy aromáticas.

Hábitat: Se cultiva en sitios húmedos y crece silvestre en los jardines.

Partes utilizadas: Las hojas.

Propiedades y modos de empleo:

- Contra las amibas y lombrices gastrointestinales: en un litro de agua hiérvase las hojitas junto con epazote y estafiate. Bébase en ayunas, por siete días, acompañada con un ajo machacado.
- Contra mordeduras de animales: a un puño de hierbabuena molido se le agrega una cucharada de vinagre y aceite comestible, una pizca de sal y se aplica la pasta sobre la parte afectada. Después hay que acudir a un médico.
- Como digestivo, contra cólicos estomacales, náuseas y flatulencias y mala digestión: tómese el té varias veces al día, solo o mezclado con manzanilla.
- Contra los dolores de cabeza: aplicar las hojitas remojadas con saliva como chiqueadores en las sienes, además de tomar un té de las hojas.

Hierbanís (*Tagetes lucida / Tagetes florida*) [Sweet marigold]

Descripción: Planta herbácea de la familia de las compuestas que alcanza un metro de altura. Sus hojas son opuestas y aserradas;

las flores amarillas despiden un aroma muy similar al anís, de ahí su nombre.

HÁBITAT: Crece silvestre en el centro de Nuevo León y otros lugares; puede cultivarse en jardines y huertos.

PARTES UTILIZADAS: Las hojas y cogollos.

PROPIEDADES Y MODOS DE EMPLEO:

- Para problemas estomacales: hiérvase esta planta y tómese varias tazas diarias del té, endulzándose al gusto, de preferencia con miel o piloncillo.

NOTA: Para ahuyentar moscos y mosquitos se queman las hojas como sahumerio, dejando que el humo se esparza en el espacio cerrado o incluso en espacio abierto.

HIGUERA (*Ficus carica*) [Fig tree]

OTROS NOMBRES: Chuná.

DESCRIPCIÓN: Árbol de la familia de las moráceas que mide entre cuatro y cinco metros de altura. Su madera es frágil, de color blanco; las hojas, largas y lobuladas,son de color verde brillante en el envés y grises ásperas en el revés, contienen un líquido lechoso junto al tallo; la flor es considerada como fruto.

HÁBITAT: Se cultiva en patios, jardines y huertos.

PARTES UTILIZADAS: La flor (el higo), las hojas y el látex (líquido lechoso) de las ramas.

PROPIEDADES Y MODOS DE EMPLEO:

- Contra abscesos, cizotes, granos y quistes: se muelen varios higos maduros y la pasta se frota sobre las partes afectadas.
- Para problemas leves de la piel como verrugas, callosidades, manchas y pecas: en las partes afectadas se aplica el látex (la lechita) que emana de las ramas, hojas e higos maduros.
- Para calmar los dolores de muelas y problemas bucales: se prepara un té con las hojas y cuando está tibio se hacen buches.
- Como emoliente y para calmar los dolores e hinchazones de manos: se aplican fomentos tibios del cocimiento de higos con miel de abeja.
- Contra las flemas: hervir en un poco de leche un higo seco partido por la mitad, aplicarlo caliente sobre la garganta como cataplasma. Repetir esto hasta sentir mejoría.
- Contra las neuralgias: aplicar fomentos calientes del cocimiento de las hojas sobre las partes doloridas.

- Como vermífugo, para arrojar parásitos intestinales: tómese en ayunas el té de hojas y ramas por diez días.

Observaciones: El látex del higo verde puede ser irritante para la piel; úsese solamente la que desprende el higo maduro.

Nota: Contrario a la creencia popular, el higo no es el fruto de la higuera, sino su flor.

Higuerilla (*Ricinos communis*) [Castor bean / Palma Christi]

Otros nombres: Palma de Cristo / Recino / Ricino.

Descripción: Arbusto de la familia de las euforbiáceas que llega a medir dos metros de altura. Su tallo es hueco y ramoso; las hojas, palmadas y alternas, son de color morado claro o verde; las flores crecen en racimos de color rojizo; el fruto es una cápsula con puntas no urticantes. De sus semillas se extrae el aceite de ricino.

Hábitat: Crece silvestre en zonas cálidas del país.

Partes utilizadas: Las semillas.

Propiedades y modos de empleo:

- Contra caspa y seborrea: se mezclan 40 gr de aceite de ricino y 100 gr de jugo de ortiga morada y se aplican sobre el cuero cabelludo, friccionándolo por un par de minutos; después se deja reposar por diez minutos y luego se lava la cabeza con champú. Este remedio se hace por varios días hasta ver resultados.
- Para arrojar las lombrices y como purgante: tómese la infusión de las semillas o una cucharada del aceite de ricino.

Observaciones: El aceite de ricino se consigue en cualquier farmacia.

Precauciones: La raíz es un purgante muy fuerte, por lo tanto, es preferible evitarse.

Hinojo (*Foeniculum vulgare*) [Fennel]

Descripción: Planta de la familia de las umbelíferas que llega a medir hasta un metro y medio de altura. Su tallo es hueco y fistuloso; las hojas son abrazantes; las flores, de color amarillento. Toda la planta tiene un sutil aroma como de anís.

Hábitat: Se cultiva en diversas regiones del país.

Partes utilizadas: La raíz, ramas, hojas y semillas.

Propiedades y modos de empleo:

- Contra la acidosis y para eliminar flatulencias y gases: prepárese un té de las semillas y beberlo después de cada comida.

- Como afrodisíaco y estimulante: tomar tres tazas diarias del cocimiento de toda la planta.
- Como antibacterial y contra infecciones en la piel: se lavan las partes afectadas con el agua de hinojo y luego se aplican las hojas como emplasto.
- Para aumentar el apetito: media hora antes de cada comida bébase una taza de té caliente de la raíz y las hojas.
- Contra la cirrosis: diariamente, y antes de cada comida, tómense tres tazas calientes del té de toda la planta.
- Como colirio: se hacen lavados de los ojos con el cocimiento frío de las hojas.
- Contra problemas del colon: se hierven las hojas en dos litros de agua y cuando esté tibio el cocimiento se aplica en lavativa. Primero se aplica un litro, o lo que se pueda tolerar, y se expulsa rápidamente. Después se suministra el otro litro, el cual debe dejarse por lo menos quince minutos, tiempo en el cual se dan masajes suaves a lo largo del colon para asegurar que el efecto de limpieza sea más profundo. Este remedio se puede repetir cada mes hasta sentir mejoría.
- Como digestivo y contra la dispepsia: hervir la raíz o las semillas y beber una taza del cocimiento antes de cada comida.
- Como digestivo y contra cólicos y gases en los bebés: en el biberón se pone un té diluido de las semillas con hierba del gato.
- Para aumentar la leche de las madres que amamantan: tomar varias tazas diarias del té de las semillas.
- Contra la hipertensión: se debe tomar tres tazas diarias del cocimiento de toda la planta.
- Para purificar los pulmones: se queman las hojas, a manera de sahumerio, y se aspira el humo.

Observaciones: Cuando alguien ha estado expuesto a radioterapia o quimioterapia por tratamiento contra el cáncer, se recomienda que ingiera el cocimiento de esta planta, además de darse baños con ella, para así menguar los efectos dañinos en el resto de cuerpo.

Hojas de naranjo agrio (*Citrus aurantium*) [Bitter orange leaves]
Descripción: Es la hoja del naranjo no injertado.
Hábitat: Crece en huertos familiares y patios de las casas.
Partes utilizadas: Las hojas.

Propiedades y modos de empleo:

- Como diurético: bébanse diariamente tres tazas del cocimiento de las hojas.
- Como somnífero, tranquilizante y contra el estrés: prepárese un té con tres o cuatro hojas y una pizca de azahar y tomarlo unas dos horas antes de dormirse.

Hojasé (*Fluorensia cernua*) [American tartwort / Tarbush]

Otros nombres: Hojasén.

Descripción: Arbusto de la familia de las compuestas que mide un metro de altura. Sus hojas son elípticas, agudas y aromáticas, de dos a tres centímetros de largo y de sabor muy amargo; las florecillas solitarias son de color amarillo.

Hábitat: Abunda en el Altiplano potosino y en las regiones desérticas de Coahuila, Nuevo León y Tamaulipas.

Partes utilizadas: Las hojas.

Propiedades y modos de empleo:

- Estomacal: tómese por diez días una taza del cocimiento de esta planta antes de cada comida.

Nota: Debido a su nombre muy similar, es común que se confunda con el Sen (*Senna bicapsularis*), aunque ambas plantas tienen algunas propiedades similares. Véase también **Sen**.

Huachichil (*Loeselia mexicana / Loselia coccinea*) [Gilia / Mexican false calico]

Otros nombres: Cuachile / Espinosilla / Guachichile / Hierba de san Antonio / Mirto rojo, Mirto silvestre.

Descripción: Planta arbustiva de la familia de las polemoniáceas que mide hasta un metro y medio de altura. Sus hojas aserradas son lanceoladas u ovadas; las flores, de color azul o rosas.

Hábitat: Crece silvestre en Coahuila, Chihuahua, Durango y otros estados con clima templado y seco.

Partes utilizadas: Las hojas, ramas y las flores.

Propiedades y modos de empleo:

- Contra fiebres y resfriados: tomar el cocimiento caliente de la planta justo antes de acostarse.
- Para evitar la caída del cabello: se machacan las hojas y se dejan remojar por una hora para luego lavarse la cabeza y restregarse bien con esa agua.

- Contra afecciones renales: tomar el cocimiento de las ramas y las flores.

Observaciones: Hay que tener cuidado con no confundir esta planta con el cuauhchichic, pues sus nombres son muy similares, pero sus usos distintos.

Huizache (*Acacia farnesiana*) [Huisache]

Otros nombres: Güisache.

Descripción: Árbol de la familia de las acacias que mide de cuatro a seis metros de altura. Su tallo es ramoso; las hojas son pequeñas; el fruto crece en una vaina dura de color negro. Su madera se usa como leña.

Hábitat: Crece abundantemente en las zonas áridas y semiáridas del país, más en particular en áreas donde los mezquites han sido cortados para abrir pastas para el ganado.

Partes utilizadas: Las flores y el fruto (vainas).

Propiedades y modos de empleo:

- Contra la disentería: tómese el cocimiento del fruto.
- Contra la dispepsia: tómese la infusión de las flores.

I

J

Injerto (*Phoradendron quadrangulare / Phoradendron tomentosum*) [American mistletoe]

Otros nombres: Cabellera / Huevo de iguana / Mal de ojo / Matapalo / Secapalo.

Descripción: Planta parásita de la familia de las lorantáceas que crece sobre algunos árboles. Sus hojas elíptico-ovadas son largas y de color verde pardo; las flores crecen en forma de espiga; el fruto es seco, de color rojo.

Hábitat: Crece silvestre en Nuevo León, Tamaulipas y otros estados.

Partes utilizadas: Toda la planta, excepto la raíz.

Propiedades y modos de empleo:

- Como analgésico: se tatema la planta y luego se aplica como cataplasma sobre la parte afectada. También se puede hacer ungüento con un poco de chile y aplicarlo sobre la parte dolorida.
- Para regular la menstruación: se hierve la planta y, una vez caliente, se aplica como emplasto sobre el vientre para regular el exceso del flujo menstrual.

Nota: Hay que tener cuidado para evitar confundir este injerto con el muérdago (*Psyhacanthus calycylatus* o el *Viscum album*), que también se les conoce como injerto en otros lugares y tiene usos diferentes a los descritos en esta ficha.

Ipecacuana (*Carapichea ipecacuanha*) [Ipecacuanha]

Otros nombres: Ipecacuana de México / Ipecacuana del país.

Descripción: Planta herbácea de la familia de las rubiáceas que puede medir hasta 50 cm de altura. Sus hojas son opuestas y elípticas;

las flores solitarias; el fruto tiene forma de globito; la raíz cilíndrica es de color amarillo, inodora y de sabor acre.

HÁBITAT: Crece principalmente en el Valle de México, desde donde se distribuye a todas las hierberías y mercados del país.

PARTES UTILIZADAS: La raíz.

PROPIEDADES Y MODOS DE EMPLEO:

- Contra las amibas y parásitos intestinales: bébanse diariamente, por nueve días, dos tazas del té de la raíz, siendo la primera en ayunas.
- Contra la disentería: aplíquese en lavativa el cocimiento fuerte de la raíz.
- Contra la sudoración de los pies y el mal olor: lavarse los pies con jabón neutro y luego poner una buena cantidad de hojas adentro de los zapatos.
- Como emoliente, expectorante y sudorífico: tomar el cocimiento caliente de la raíz hasta sentir mejoría.
- Contra la indigestión o intoxicación: muélase la raíz y échence 20 gramos del polvo a una taza de agua tibia. Tómese hasta que pasen los síntomas.

JAMAICA (*Hibiscus sabdariffa l.*) [Hibiscus / Jamaica sorrel]

DESCRIPCIÓN: Planta de la familia de las malváceas que alcanza tres metros de altura; sus hojas son tribuladas o pentalobuladas; las flores, de color rojo, miden hasta 12 cm de diámetro; el cáliz de las flores es de color carmesí o púrpura y allí se concentran los ácidos esenciales como el málico, el tartárico y el cítrico.

HÁBITAT: Crece en regiones de clima cálido de la República.

PARTES UTILIZADAS: La flor.

PROPIEDADES Y MODOS DE EMPLEO:

- Como adelgazante y diurético, para prevenir los cólicos; contra la hipotensión, como laxante y para rehidratar el organismo: tómese como agua de uso, de preferencia sin endulzar.
- Contra la hipotensión: el té de la flor se toma caliente tres veces al día.

OBSERVACIONES: Por sus propiedades diuréticas, tomar jamaica como agua de uso o en té propicia adelgazar cuando la obesidad o el sobrepeso se debe a la retención de líquidos.

NOTA: Endulzar la jamaica con azúcar refinada (blanca) hace que disminuyan algunas de sus propiedades.

Jara (*Baccharis glutinosa*) [Baccharis / Waterweed]

Otros nombres: Jara de río / Jarilla.

Descripción: Planta subleñosa de la familia de las compuestas que alcanzaa cuatro metros de altura. Su tallo es cilíndrico y quebradizo; las hojas son lineales y agudas, de color verde y contienen un aceite resinoso; las flores, de color blanco amarillento.

Hábitat: Crece silvestre en todo el país, principalmente en el lecho de los ríos y arroyos.

Partes utilizadas: Las hojas.

Propiedades y modos de empleo:

- Como antiséptico, contra cierto tipo de llagas y la lepra: machacar un puño de hojas frescas de la planta y agregar pólvora, se sigue machacando hasta hacer una pasta, la cual se pone como cataplasma en las partes afectadas.
- Contra la sudoración de los pies y el mal olor: lavarse los pies con jabón neutro y luego poner una buena cantidad de hojas adentro de los zapatos.

Nota: El remedio con pólvora es utilizado por algunos curanderos del sur de Nuevo León. La pólvora se compone de salitre, carbón y azufre.

Jengibre (*Zingiber officinalis*) [Ginger]

Otros nombres: Ancoas.

Descripción: Planta herbácea, originaria de la India, de la familia de las zingiberáceas que mide hasta 90 cm de altura. Sus hojas son alternas y alargadas; las flores crecen en espiga gruesa, de color púrpura; el rizoma es nudoso, de color grisáceo o blanco en el exterior y amarillo por dentro. La raíz, aromática y de sabor picante, se usa como ingrediente en la cocina, principalmente en repostería.

Hábitat: Se cultiva en lugares cálidos.

Partes utilizadas: La raíz y el rizoma.

Propiedades y modos de empleo:

- Contra la acidosis: masticar jengibre fresco durante el día.
- Como afrodisíaco, estimulante y tónico cerebral: tómese el té de la raíz dos o tres veces al día. También es efectivo comer platillos con este condimento.
- Contra la arteriosclerosis: hacer un jugo de zábila con jengibre y tomarlo dos veces al día.

- Como carminativo y digestivo: tómese una taza caliente del té antes de cada comida.
- Para estimular la circulación, para cortar la parálisis de la lengua y contra las várices: comer el dulce de jengibre que se expende en tiendas naturistas. También se pueden preparar salsas de chile con jengibre para los mismos propósitos.
- Contra la diverticulosis y los desórdenes intestinales: bébase el té de esta raíz mezclado con menta tres veces al día, antes de cada comida.
- Contra los espasmos: tómese el té de jengibre dos veces al día.
- Para cortar las fiebres: además de beber un té caliente de esta raíz, se remoja un algodón o un lienzo de tela con el mismo cocimiento y se aplica sobre la frente.
- Contra la gangrena: se hace un emplasto de jengibre con chile y se aplica sobre las partes afectadas.
- Contra la gastritis: se toma el té de esta raíz con agua mineral para tonificar las paredes intestinales.
- Para cortar la gripe y la tos: bébase el té caliente de jengibre con limón y salvia.
- Contra los cólicos menstruales y el síndrome premenstrual: masticar el jengibre fresco.
- Contra la migraña: por ser tónico cerebral, tomar el té de esta raíz ayuda a cortar este tipo de dolores.
- Contra la parálisis nerviosa: beber el té caliente de jengibre por las noches hasta que cedan los problemas.
- Contra la pulmonía: además de tomar un té caliente de esta raíz, se remoja un lienzo o algodón con el mismo té caliente y se pone sobre los pulmones.
- Contra el sarampión: además de beber el té caliente dos o tres veces al día, se fomentos tibios con la misma infusión y también se aplican rodajas de jengibre fresco sobre las erupciones.

Observaciones: Un remedio para cortar la resaca o cruda es, en un vaso de agua endulzada (con azúcar morena, stevia o miel) se disuelven dos gramos de ácido tartárico, dos gramos de bicarbonato de sodio y una cucharada de extracto de esta raíz. Bébase después de haber hecho efervescencia.

Nota: En tiendas naturistas se puede conseguir el dulce de jengibre que es muy sabroso, estimula la circulación y actúa con las propiedades descritas.

Jícama (*Pachyrhizus erosus*) [Jicama]

Otros nombres: Jícama de agua / Xícama.

Descripción: Planta herbácea de la familia de las leguminosas. Sus hojas son largas; las flores, de color azul; el fruto es una vaina de diez a 15 cm de largo, con semillas redondas; la raíz es globosa, jugosa, dulce y comestible.

Hábitat: Se cultiva para fines comerciales en estados costeños y del centro del país.

Partes utilizadas: La raíz.

Propiedades y modos de empleo:

- Como diurético: cómase en rodajas y agréguesele un poco de limón. Asimismo, puede beber el jugo de la raíz, a razón de tres vasos diarios.
- Para quitar el ardor cuando se orina: endúlcese el jugo de la raíz con piloncillo o azúcar mascabado y tómese medio vaso en ayunas.
- Contra la gota: bébase el jugo de la raíz.

Precauciones: El aceite de la semilla de la jícama es purgante y, en dosis altas, tóxico.

Lechuguilla

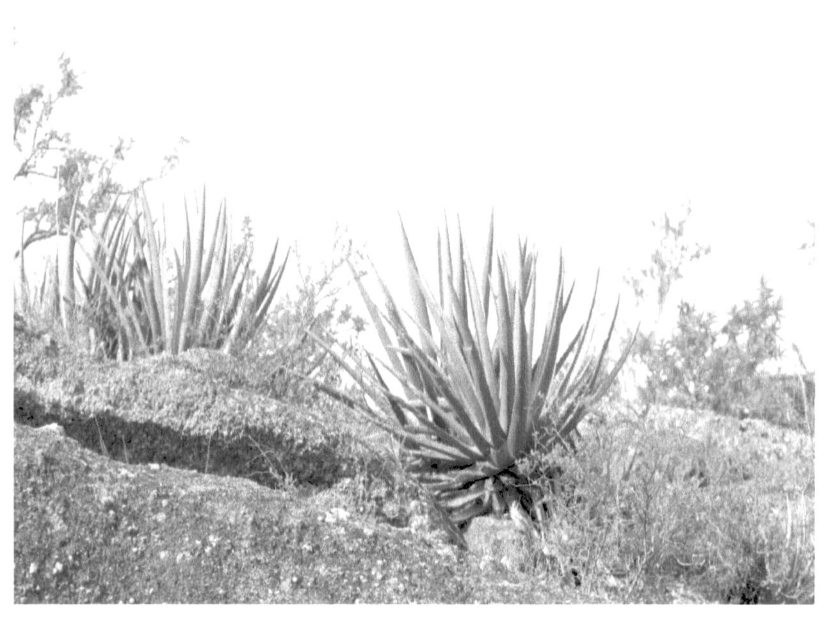

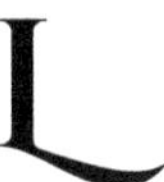

Lantana cámara (*Lantana camara l.*) [Common lantana]
Otros nombres: Hierba de Cristo / Lantana / Uña de gato.
Descripción: Arbusto espinoso que alcanza tres metros de altura. Sus hojas son ásperas y olorosas; el fruto es de color negro; las flores pueden ser de varios colores: amarillas, anaranjadas o rojas.
Hábitat: Crece en los caminos y campos de algunos estados del centro del país.
Partes utilizadas: Las hojas y los tallos.
Propiedades y modos de empleo:

- Para normalizar el aparato digestivo: hiérvase una pizca de hojas y tómese el cocimiento dos horas antes de cada comida. Se hace por tres días.
- Contra el reumatismo: además de tomar el té, frótese las partes afectadas con las hojas remojadas y también puede aplicarse las hojas húmedas en cataplasma.
- Contra problemas auditivos y del oído: hacer taponcitos con las hojas y tallos y ponérselos en los oídos.

Precauciones: El consumo alto y desmedido de esta planta puede ser muy tóxico.

Lantrisco (*Pistacia mexicana*) [Skunk bush]
Otros nombres: Copalillo / Palo mulato / Soconante.
Descripción: Arbusto caducifolio de la familia de las anacardiáceas que alcanza los diez metros de altura. Las hojas abundantes se agrupan en el ápice de las ramas; las inflorescencias son de dos tipos, la masculina con flores pequeñas y la femenina que se presenta como espiga; los frutos son pequeños, de color azul marino cuando están en madurez.
Hábitat: Crece silvestre en varios estados de la República.
Partes utilizadas: El tallo.

Propiedades y modos de empleo:

- Contra la diabetes: tomar en ayunas un vaso del té. Durante los primeros días es importante buscar su propia dosis, monitoreando diariamente los niveles de azúcar en la sangre hasta hallar la dosis adecuada.

Precaución: Quien padece de diabetes y toma este té diariamente debe tener cuidado de no excederse en las dosis porque puede sobrevenir una baja del azúcar o hipoglucemia.

Nota 1: Existen otras plantas llamadas lantrisco, la *Rhus pachyrrachis* y la *Rhus virens*, que en zonas rurales tamaulipecas se utilizan contra la diabetes.

Nota 2: En años recientes el lantrisco ha entrado en la categoría de planta protegida, debido a la pérdida de su hábitat en México y lugares de Centro América.

Laurel (*Laurus nobilis*) [Laurel / Litsea]

Descripción: Árbol de la familia de las lauráceas que alcanza diez metros de altura. Su tronco es liso; las hojas, abundantes, de color azulado verdoso y aromáticas, sirven como condimento en la cocina; las flores son pequeñas, de color blanco verdoso; el fruto es negro, como una baya ovoidea.

Hábitat: Crece en diversas regiones del país, incluyendo Nuevo León y Tamaulipas.

Partes utilizadas: Las hojas.

Propiedades y modos de empleo:

- Como calmante y para reducir el estrés: se toma una taza del té caliente antes de acostarse y/o cuando la persona anda muy alterada o nerviosa.
- Como carminativo, digestivo y contra problemas del estómago: beber una taza de té antes de cada comida.

Observaciones: Existen muchas variedades de laurel, con las mismas propiedades la mayoría. Existe una en Nuevo León, la *Litsea novoleontis*.

Precauciones: Se recomienda no consumir las hojas de laurel en exceso porque puede ser tóxico.

Nota: Existen otros árboles también llamados laurel, como el laurel cerezo (*Prunus laurocerasus*) que es tóxico.

Nota 2: Existe un champú hecho a base de esta raíz que se utiliza para lavar tanto la ropa como el cabello.

Lechuga (*Lactuca sativa*) [Lettuce]

Descripción: Planta hortense de la familia de las compuestas que mide entre 40 y 70 cm de altura. Sus hojas son grandes, radicales, enteras o serradas; las flores, amarillentas; el fruto es gris y seco.

Hábitat: Se cultiva para uso comercial en huertos del país.

Partes utilizadas: Las hojas.

Propiedades y modos de empleo:

- Para alcalinizar la sangre y contra las agruras y acidez: cómase diariamente en ensaladas. También se puede preparar en jugo, usando un extractor, mezclado con zanahoria y apio.
- Contra la colitis: hervir tres hojas de lechuga con valeriana y beber el té dos veces al día, después de desayunar y después de cenar.
- Como diurético: hiérvanse las hojas y tómese el cocimiento sin endulzar, tres veces al día.
- Contra la drogadicción: cuando la persona siente necesidad de droga, debe tomar un té cargado de las hojas de lechuga acompañado con valeriana.
- Como tranquilizante: comer la lechuga fresca en ensaladas, y beber el cocimiento tibio de las hojas.

Observaciones: De las muchas variedades de lechuga que existen, la lechuga orejona es la que presenta mejores propiedades como tranquilizante, por lo que se recomienda su consumo para ello.

Nota: Un remedio casero relajante para los niños que les ayuda a conciliar el sueño es darles a comer lechuga, que beban la infusión de las hojas y bañarlos con el mismo cocimiento.

Lechuguilla (*Agave lechuguilla*) [Lechuguilla]

Otros nombres: A la raíz también se le conoce como amole o amole dulce.

Descripción: Planta agavácea de hojas espinosas, alargadas, poco jugosas. Es muy utilizada industrialmente por su fibra, con la que se producen diversos artículos como mecates, estropajos, costales, bolsos, etc.

Hábitat: Crece silvestre en las zonas áridas de la Mesa Central, Coahuila, Durango, Nuevo León, San Luis Potosí y Zacatecas. En el Noreste se le explota para fines comerciales.

Partes utilizadas: La fibra de las hojas y la raíz o amole.

PROPIEDADES Y MODOS DE EMPLEO:

- Como antibacterial: bañarse y restregarse la piel con el estropajo usando jabón neutro.
- Como astringente de la piel: hervir el estropajo o el mecate de lechuguilla junto con romero o con corteza de encino o de nogal y con el agua lavarse las áreas afectadas.
- Como tonificante del cabello y para lavarlo: se usa la raíz como champú, lavando el pelo hasta que hace espuma abundante.
- Contra el reumatismo y golpes: se hace una infusión de la raíz (amole) y se lavan las partes afectadas para después aplicar fomentos sobre ellas.

NOTA 1: Desde épocas precolombinas, el amole ha sido uno de los jabones más utilizados por los indígenas. Todavía existen zonas rurales y montanas donde se utiliza para lavar la ropa, pues la raíz produce mucha espuma y resulta mejor que los jabones comerciales.

NOTA 2: Existe un champú hecho a base de esta raíz que se utiliza para lavar tanto la ropa como el cabello.

Véase también **ESTROPAJO DE IXTLE / DE LECHUGUILLA** en la Parte 2.

LENTEJAS (*Ervum lens*) [Lentils]

DESCRIPCIÓN: Planta herbácea anual de la familia de las papilionáceas que mide hasta 40 cm de altura. Sus hojas son oblongas; las flores, blancas con estrías violetas, y una o dos semillas de color gris claro. Es una leguminosa comestible.

HÁBITAT: Se cultiva en varias partes de México.

PARTES UTILIZADAS: Las semillas.

PROPIEDADES Y MODOS DE EMPLEO:

- Contra la anemia, la debilidad y el raquitismo y como galactógeno, para aumentar la leche materna: comer sopa de lentejas diariamente.
- Contra el cáncer en el estómago: inclúyanse las lentejas en la dieta diaria. Los que padecen este problema **no deben** condimentarlas en exceso, además de evitar la pimienta, el chile y otros irritantes.

PRECAUCIONES: Quienes padecen deficiencias hepáticas deben comer lentejas con moderación.

NOTA: Las lentejas son muy recomendables para los niños, así como para las personas que sufren de reumatismo, artritis y gota.

Lentejilla (véase **Hierba del pajarito**)

Lima (*Citrus limetta*) [Lime]

Otros nombres: Limón real.

Descripción: Árbol de la familia de las rutáceas puede alcanzar seis metros de altura. Su tronco es liso y ramoso; las hojas alternas, aovadas, duras y lustrosas; la flor (azahar) es pequeña, de color blanco y muy aromática; el fruto es muy parecido a la naranja, aunque de color verde pálido en el exterior y blanco verdoso en el interior.

Hábitat: Crece en las regiones citrícolas. Se cultiva muy poco en Nuevo León y Tamaulipas por no tener mucha demanda comercial como es el caso de otras variedades de cítricos.

Partes utilizadas: La fruta y la raíz.

Propiedades y modos de empleo:

- Como depurativo: comer muchas limas con todo y bagazo o tomar el jugo de ellas.
- Como diurético y para quemar grasa: hágase un cocimiento de la raíz junto con otras raíces y plantas, como de cocolmeca, de tejocote, etc. y beber tres vasos diariamente, uno antes de cada comida.
- Contra problemas hepáticos e inflamaciones: mezclar el jugo de lima con aceite de almendras en partes iguales y frotarse las zonas afectadas.

Observaciones: Aunque también a la lima se le conoce como limón real, cabe mencionar que éste es una variedad distinta, la cual casi no se produce en el Noreste.

Limón (*Citrus aurantifolia / Citrus limonum*) [Lemon]

Descripción: Árbol de la familia de las rutáceas que alcanza a medir hasta cinco metros de altura. Su tronco es liso y ramoso; las hojas, siempre verdes, son alternas, elípticas, duras y lustrosas; las flores (azahares) son aromáticas, de color blanco rosáceo; el fruto, o limón, es ovoide, de color verde o amarillo, con pulpa dividida en gajos, de sabor muy ácido.

Hábitat: Se cultiva en Nuevo León y Tamaulipas, como en casi todo el resto del país.

Partes utilizadas: La fruta, las hojas y las flores.

Propiedades y modos de empleo:

- Como antibacterial y desinfectante: se aplica el jugo sobre las heridas y llagas en la piel para desinfectar. Es tan poderoso como el alcohol.
- Contra el ácido úrico, artritis, gota y reumatismo: se toma en ayunas el jugo de dos limones mezclado con dos cucharadas de aceite de oliva. También beber el jugo diluido en agua varias veces al día.
- Contra problemas de la boca, aftas, anginas y encías: hacer gárgaras y buches con el jugo, agua y sal.
- Como cauterizante: se aplica el jugo sobre las heridas en la piel. Es un poco doloroso cuando la cortadura o herida es reciente.
- Como depurativo de la sangre, fortificar el sistema inmunológico y contra la radiación por Rayos X: tomar, como agua de uso, limonada bien cargada, sin azúcar.
- Contra la diarrea y la disentería: hervir el jugo de varios limones y beber limonadas muy cargadas y calientes cada media hora. Al hervirse, agréguese el limón con todo y cáscara.
- Contra dientes flojos: frotar el jugo en las encías y después enjugarse la boca con agua tibia con media cucharada de bicarbonato de sodio.
- Contra la esclerosis: además de tomar el jugo diariamente, se aplica una lavativa con el jugo de un limón en medio litro de agua. Se aplica la lavativa y se deja reposar por quince minutos, tiempo en el que se da masaje a lo largo del colon.
- Contra el escorbuto: beber el jugo varias veces al día.
- Contra flatulencias y gases intestinales: tómese la limonada hervida con todo y la cáscara del limón y agréguese un puñado de anís chiquito.
- Para cortar el exceso de grasa en el cuero cabelludo y controlar la caspa: frotarse el cuero cabelludo con jugo de limón.
- Contra gripe, resfriados y como sudorífico: la limonada se endulza con miel de abeja y se toma caliente varias veces diarias, de preferencia cuando se guarda reposo en cama.
- Para cortar la gripe rápidamente: al levantarse en la mañana, primero se bebe medio vaso de agua; media hora después se toma el jugo de seis, siete o más limones solos, sin endulzar. No se come nada durante la mañana para permitir que la vitamina C realice su acción. A la hora de la comida es cuando se rompe el ayuno, comiendo lo normal, pero evitando productos lácteos

y comidas muy grasosas o condimentadas. Nota: las personas con problemas de acidez, agruras, colitis, gastritis, reflujo o úlceras **no deben** seguir este remedio.

- Contra la hipotensión: se prepara un té con la cáscara y se toma dos veces al día, una en ayunas y otra antes de acostarse.
- Contra el insomnio: antes de acostarse se bebe un té caliente de limón con hierba del gato.
- Para descongestionar el hígado y quitar el mal aliento: tomar en ayunas el jugo de tres limones y repetir la dosis por la noche antes de acostarse. Esto por una semana.
- Para eliminar manchas de la piel y en el cutis: untarse las zonas afectadas con la parte interior (blanca) de la cáscara. También se pone el jugo de limón en concha nácar y se untan las regiones manchadas con ello.
- Para limpiar los ojos: se aplica una gotita de limón. Nota: este remedio produce demasiado ardor, pero es muy efectivo. Por ser un tanto fuerte, es preferible utilizarlo esporádicamente.
- Como sudorífico: ingerir una taza de limonada bien caliente, endulzada con miel de abeja.
- Contra la tos: se prepara un té de limón con jengibre y salvia y se toma media taza caliente cada dos horas hasta que desaparezcan los síntomas.
- Como tranquilizante: al igual que todas las flores de los cítricos, prepárese un té de flores del limón (también conocidas como azahar) y tómese caliente antes de acostarse o cuando se anda muy nervioso o tenso.

PRECAUCIONES: Las personas que padecen de colitis, gastritis, acidez o problemas similares deben abstenerse de ingerir jugo de limón o de cualquier otro tipo de cítrico hasta que la inflamación y/o el ardor gástrico o intestinal hayan disminuido.

Marrubio

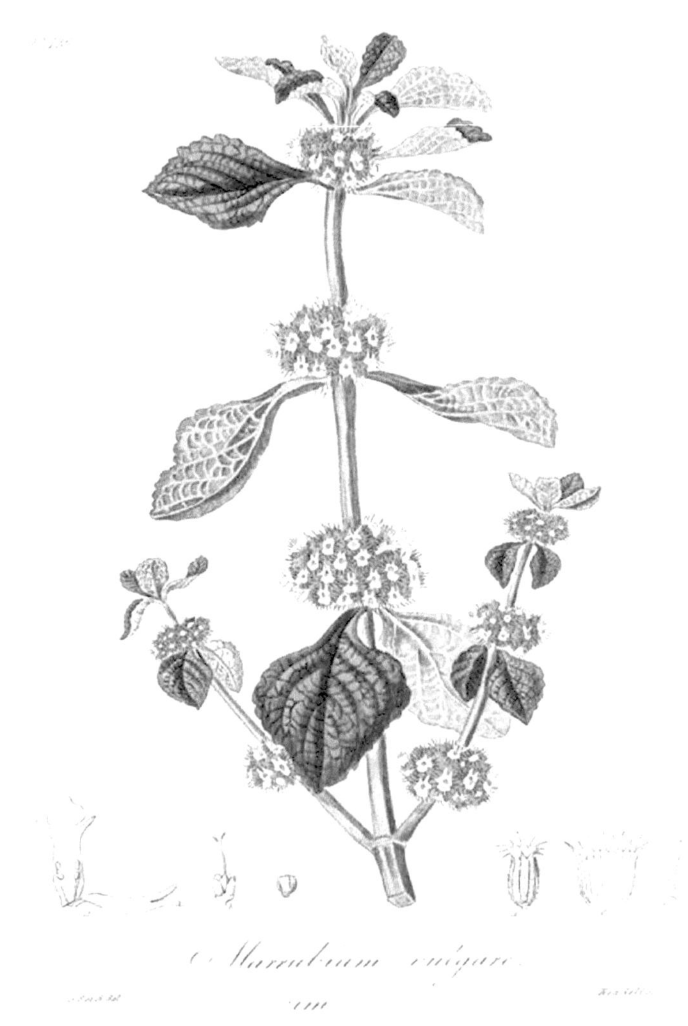

Imagen de dominio público, tomada de Pinterest
https://www.pinterest.es/pin/795729827925281363/

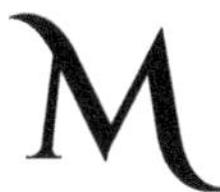

Maguey (*Agave sp.*) [Century plant / Maguey]

Descripción: Planta de la familia de las amarilidáceas, género agave, que alcanza dos metros de altura. Su raíz es fibrosa; el tallo corto; las pencas crecen en roseta; las hojas son alargadas, gruesas, pulposas, con espinas marginales y con una púa en la punta que es de color café oscuro o negro. Florece sólo una vez en su larga vida (entre los diez y doce años) y las flores crecen en grupos en la parte superior del tallo (quiote), el cual alcanza cuatro metros de altura.

Hábitat: Crece silvestre y también se cultiva en todo el país, principalmente en zonas calientes.

Partes utilizadas: Las pencas, al aguamiel, la miel, la goma y la raíz.

Propiedades y modos de empleo:

- Contra la anemia y el raquitismo: se ingiere una copa de miel de maguey en ayunas. También se bebe el aguamiel con frecuencia hasta que se empieza a tomar color en el rostro (a chapearse).
- Como depurativo y contra la inflamación renal: cocer la penca, exprimir el jugo y hervirlo con melaza o miel y tomarlo a cucharadas durante el día.
- Contra el dolor de muelas: aplicar en las caries los trocitos de la goma de la parte inferior de las pencas.
- Contra enfermedades venéreas como la gonorrea y la sífilis: empezar tomando una mezcla de goma con miel a razón de diez gotas por la mañana y diez gotas por la tarde, doblar cada día la dosis hasta llegar a cien gotas por la mañana y cien gotas por la tarde.
- Contra heridas y como cicatrizante: el bálsamo del maguey, que se hace asando las pencas y extrayendo el jugo, se pone a hervir con tres cucharadas de azúcar morena y un poco de romero, dejándose evaporar hasta que quede medio espeso. Después se

empapan paños con el mismo bálsamo y se aplican sobre las heridas para que cicatricen con mayor rapidez.

- Contra mordeduras de víbora: se tatema una hoja, o penca, se hace un corte sobre la herida y se pone un emplasto con la hoja o penca aún caliente. Después hay que acudir a un médico lo antes posible.
- Contra golpes: calentar un trozo de la penca y ponérselo lo más caliente posible sobre el área afectada.
- Contra ulceraciones: ingerir 200 gotas del extracto del fluido del maguey y, además, lavar bien las partes afectadas con el jugo de maguey.

NOTA: Existen más de 200 especies de agave. Son plantas típicas de las zonas áridas de México. De su rizoma o cabeza se extrae el jugo, o salvia, para preparar aguamiel, miel, pulque, mezcal y tequila. La variedad más común en el Noreste es la salmiana.

MAÍZ (*Zea mays*) [Corn / Mais]

DESCRIPCIÓN: Planta anual de la familia de las gramíneas que alcanza hasta dos metros de altura. Su tallo es fibroso; las hojas son largas y planas; la inflorescencia es en espiga de color pardo; el fruto, o elote, está formado por granos que, en conjunto, se le llama mazorca y estilos o cabellos.

HÁBITAT: Se cultiva en milpas de todo el país.

PARTES UTILIZADAS: Los cabellos, las espigas, los granos del elote, el olote y la tortilla.

PROPIEDADES Y MODOS DE EMPLEO:

- Contra abscesos, heridas y úlceras: ponerse cataplasma de maíz húmedo sobre la zona afectada.
- Contra la artritis, la ciática y las várices: se tatema el olote y cuando está tibio se dan masajes sobre las zonas afectadas, así como en las manos y en las plantas de los pies.
- Contra infecciones cutáneas por hongos u otras causas: meter o lavar la parte enferma en el nejayote (agua del nixtamal).
- Para el corazón: bébanse dos o tres tazas diarias del cocimiento de las espigas de la planta hasta sentir mejoría.
- Contra la debilidad y raquitismo: tomar agua de masa con nuez moscada. También comer el atole endulzado con miel o piloncillo y comer las tortillas calientes, recién hechas, con sal en grano.

- Para cortar la diarrea: moler y tostar el maíz, luego agregarle agua y beber el líquido caliente.
- Para limpiar y blanquear la dentadura: frotarse los dientes con la parte quemada (negra) o la ceniza de la tortilla.
- Como diurético y contra problemas renales, de vejiga, gota y ciática: beber como agua de uso el té de los cabellos de elote.
- Contra las inflamaciones internas: se calienta una tortilla y se pone como emplasto sobre el área afectada.

PRECAUCIONES: Evítese tallar los dientes con frecuencia y/o fuertemente con las cenizas de la tortilla, porque éstas tienden a ser muy abrasivas y podrían afectar el esmalte dental.
Véase también **CABELLOS DE ELOTE**.

MALA MUJER (*Cnidoscolus urens*) [Bringamosa / Bull nettle]

DESCRIPCIÓN: Arbusto de la familia de las urticáceas que mide más de un metro de altura. Su tallo es lechoso; las hojas son grandes y están cubiertas de aguijones urticantes; las flores son de color blanco.

HÁBITAT: Crece silvestre en Nuevo León, San Luis Potosí, Tamaulipas y otras regiones del país.

PARTES UTILIZADAS: La raíz.

PROPIEDADES Y MODOS DE EMPLEO:

- Contra enfermedades venéreas: tomar el cocimiento de la raíz como agua de uso. También, con la misma infusión hay que lavarse y aplicarse fomentos en las partes afectadas.

PRECAUCIONES: Por sus aguijones urticantes, procure manejarla con cuidado para evitar irritaciones en la piel.

NOTA: En la región existe otra planta con el mismo nombre; crece como maleza y pertenece a la familia de las Solanáceas; su nombre científico es *Solanum rostratum* y la infusión de sus hojas se usa contra la tos.

MALVA (*Malva sylvestris*) [Mallow]

OTROS NOMBRES: Malva de quesitos / Malvas.

DESCRIPCIÓN: Planta de la familia de las malváceas. Su tallo es áspero; las hojas son lobuladas; las flores, de color morado, crecen en grupos; los frutos presentan semillas secas.

HÁBITAT: Crece en lugares semitropicales y templados de la República.

PARTES UTILIZADAS: Las hojas, las flores y la raíz.

Propiedades y modos de empleo:

- Contra la artritis, gota y dolor de muelas: moler las hojas en aguardiente de caña y aplicarse en emplasto sobre las zonas afectadas.
- Contra la disentería, gastroenteritis y diurético: hágase un té con las flores y hojas y bébanse tres o cuatro tazas al día.
- Como emoliente y para sanar las hinchazones provocadas por uñas enterradas: las hojas se ponen a remojar y luego se aplican fomentos sobre las partes afectadas.
- Contra el estreñimiento e inflaciones gastrointestinales: hacer un cocimiento de la raíz y, cuando esté tibio, aplicárselo como lavativa; una vez al día hasta sentir mejoría.
- Contra erupciones en la piel: lavarse las partes afectadas con el cocimiento de toda la planta.

Observaciones: La malva es rica en mucílago, lo que le da sus propiedades diuréticas y emolientes.

Nota: En la región existen otras malvas, como la *Malva parviflora*, cuyos usos son muy diferentes a los descritos en esta ficha.

Mandarina (*Citrus nobilis*) [Tangerine]

Otros nombres: Tangerina.

Descripción: Árbol cítrico de la familia de las rutáceas que mide hasta cinco metros de altura. Su tronco es liso y ramoso; las hojas son coráceas, ovaladas, duras y lustrosas; las flores (azahar), pequeñas, aromáticas y de color blanco; el fruto es globoso, de cáscara suave, anaranjada, con pulpa en gajos de sabor agridulce.

Hábitat: Se cultiva para uso comercial principalmente en Nuevo León, San Luis Potosí, Tamaulipas y Veracruz. También se siembra para consumo propio en huertos y jardines familiares.

Partes utilizadas: La fruta.

Propiedades y modos de empleo:

- Contra el ácido úrico, la gota, la ciática y los reumas, como depurativo para el hígado y los riñones: comer una o dos mandarinas en ayunas y otras a lo largo del día. También el jugo de la mandarina mezclado con el de naranja es recomendable.
- Como laxante: se prepara un jugo, se pone a calentar un poco (sin hervir) y se toma caliente.
- Para quitar manchas de la piel: mezclar el jugo de la mandarina con aceite de germen de trigo y aplicarlo en las zonas afectadas.

Observaciones: De las frutas cítricas, la mandarina es quizás la menos irritante para quienes padecen de acidez, colitis, gastritis e inflamación intestinal. Sin embargo, cuando se presentan estos síntomas deben comerlas con moderación o evitarlas.

Mango (*Mangifera indica*) [Mango]

Descripción: Árbol de la familia de las anacardiáceas que mide hasta 12 m de altura y es muy frondoso. Su tronco es recto, de corteza negra rugosa, con copa grande y espesa; las hojas persistentes, duras y lanceoladas son verdes y suaves; el fruto es oval, arriñonado, de piel amarilla rojiza, con pulpa amarilla, muy jugosa, aromática y agridulce, con un "hueso" (semilla) en el centro.

Hábitat: Crece principalmente en los estados costeños de clima tropical y sur de Tamaulipas. En entidades como Coahuila y Nuevo León se cultiva ocasionalmente en jardines y huertos.

Partes utilizadas: El fruto.

Propiedades y modos de empleo:

- Contra el escorbuto: comer diariamente el fruto o beber el agua del mismo sin endulzar.
- Como diurético, para depurar la sangre, como tónico y tranquilizante: cómase uno o dos mangos diariamente o tómese en jugo sin endulzar.
- Como emoliente y humectante para suavizar la piel de manos y cara: frotarse la piel con la parte interior de la cáscara.
- Como pectoral: hacer un té con la cáscara y tomar varias tazas al día.

Precauciones: El fruto consumido en exceso puede laxar el estómago, además de producir algunas erupciones en la piel.

Manrubio (véase **Marrubio**)

Manzanilla (*Chamaemelum nobile / Matricaria chamomilla o Matricaria recutita*) [Chamomile]

Otros nombres: Camomila.

Descripción: Planta de la familia de las asteráceas que mide entre 20 y 40 cm de altura. Sus flores son aromáticas, con pétalos blancos y centro de color amarillo.

Hábitat: Crece silvestre o cultivada en los campos del Noreste y en cualquier región del país, excepto las zonas desérticas.

Partes utilizadas: Las flores.

Propiedades y modos de empleo:

- Contra las amibas y lombrices intestinales: se mezcla la manzanilla con hierbabuena y epazote y se toma el cocimiento como agua de uso.
- Contra la artritis y los reumas: beber de tres a cuatro tazas diarias el té con limón, además de comer cáscaras de papas guisadas en aceite de oliva.
- Como colirio, contra cataratas, conjuntivitis, oftalmía y para quitar la hinchazón de los ojos: primero remójense dos bolsitas de manzanilla en agua tibia, luego aplíquense algunas gotas en los ojos y déjense las bolsitas sobre los párpados, a manera de fomento.
- Como digestivo, contra problemas estomacales, como cólicos, gastritis, dispepsia y colitis: tómense diariamente varias tazas del té tibio de las flores, de preferencia después de las comidas. Cuando la colitis es fuerte, se pueden aplicar lavativas del cocimiento de manzanilla con semillas de linaza.
- Como diurético: beber el cocimiento de las flores como agua de uso.
- Contra la drogadicción: cuando el adicto tiene extrema necesidad de la droga, se le da a tomar abundante té de manzanilla con tila y azahar para que se tranquilice.
- Como emoliente, para suavizar la piel áspera: lavarse la piel con el cocimiento de esta planta por la noche, se deja secar y después hay que aplicarse alguna crema, glicerina o aceite de su preferencia.
- Contra espasmos: tomar el té caliente con jugo de limón, además se puede aplicar el mismo cocimiento como fomento sobre las partes afectadas.
- Contra la hipertensión y como tranquilizante: beber el té de manzanilla con azahar y/o tila cuando se considere necesario.
- Contra el insomnio, para conciliar el sueño: tomar diariamente el té con hojas de naranjo agrio, dos horas antes de acostarse.
- Para aminorar las molestias de los juanetes o espolones: úsese el cocimiento tibio –o tan caliente como se pueda tolerar– de esta planta para sumergir los pies por períodos prolongados (y elimínense los cítricos de la dieta diaria). También se pueden aplicar compresas o fomentos sobre las partes afectadas.

- Contra problemas y cólicos menstruales: mientras persisten las molestias bébanse tres tazas de té al día; la primera en ayunas, otra antes de comer y la última antes de acostarse.
- Contra las náuseas: se toma un té de manzanilla con hierbabuena cuando aparecen los síntomas.
- Contra el dolor de oídos: se dan baños internos en los oídos de la siguiente manera: cuando el té está tibio, se aplica un poco en el oído, dejándose por treinta segundos y luego se retira el líquido.
- Contra las picaduras: se deja remojar la manzanilla en agua caliente y luego se aplica en fomentos sobre las partes afectadas.
- Contra el síndrome premenstrual (SPM): beber dos o más tazas diarias del cocimiento de esta planta mezclado con anís chiquito, durante el periodo.

Observaciones: Pese a sus grandes virtudes medicinales es recomendable no ingerirla por períodos muy prolongados porque tiende a acidificar al organismo. En todo caso debe usarse por unos días y luego descansar otros tantos.

Manzano (*Malus domestica*) [Apple]

Descripción: Árbol de la familia de las rosáceas que mide hasta cinco metros de altura. Su tronco presenta la corteza agrietada; las hojas son ovaladas, con bordes aserrados, de color verde; las flores crecen en racimos de cuatro a ocho con corola de cinco pétalos blancos. El fruto, la manzana, es globoso con un diámetro de hasta 110 mm con semillas y puede ser de color rojo, verde o amarillo; su maduración habitual es en otoño.

Hábitat: En Nuevo León y Tamaulipas se siembra en huertos de tierras altas y frías. En Coahuila se cultiva abundantemente para uso comercial.

Partes utilizadas: El fruto.

Propiedades y modos de empleo:

- Contra el acné, barros, espinillas y problemas menores del cutis: untar por la noche las partes afectadas con la manzana asada, molida y con azúcar, lavándose el área por la mañana.
- Contra la anemia: por su alto contenido de hierro, es recomendable comer manzanas en abundancia y tomar el jugo de ellas.
- Para problemas asmáticos y pulmonares: rellenar una manzana con azúcar morena, asarla y comerla tibia.

- Contra el cáncer estomacal: cómanse por lo menos dos manzanas diarias.
- Para proteger contra el cáncer pulmonar: comer y beber diariamente el jugo fresco.
- Contra las inflamaciones: hay dos maneras de usarla:
  * Uso interno: tomar jugo de manzana varias veces al día.
  * Uso externo: darse masajes sobre las partes afectadas (estómago, intestino, vientre, etc.) con pomada de manzana.
- Contra dolores de cabeza: hacer una cataplasma de manzana con aceite de coco y aplicárselo en la frente.
- Contra la hipoglucemia: para mantener los niveles de azúcar en la sangre se debe comer media manzana entre comidas.
- Contra la intoxicación por cadmio o mercurio y contra todo tipo de radiación, como los efectos nocivos de los Rayos X: debido al efecto benéfico de la pectina, hay que comer una o dos manzanas diariamente para desintoxicar al cuerpo y protegerlo contra todo tipo de radiación.
- Contra el mal aliento: se come media manzana todas las noches antes de acostarse.
- Contra la obesidad: comer manzanas en vez de alimentos chatarra para así procurar una mayor cantidad de fibra y pectina en la dieta.
- Para purificar la sangre y el colon: se toma el jugo (extracto) de esta fruta con frecuencia.
- Como tranquilizante y somnífera: comer manzana durante el día y antes de acostarse.

Observaciones: Hay un dicho popular en los Estados Unidos que dice *One apple a day keeps the doctor away* que, traducido al español, significa «Una manzana al día mantiene al doctor alejado», haciendo alusión de que al comer una manzana diariamente evitamos todo tipo de enfermedades.

Nota: La pomada de manzana se puede conseguir en farmacias y tiendas naturistas.

Mariola (*Parthenium incanun*) [Mariola]

Otros nombres: Coapillo / Guayule hembra / Hierba blanca / Hierba ceniza.

Descripción: Arbusto de la familia de las asteráceas que sobrepasa el metro de altura. Sus tallos son vellosos, de color cenizo; las hojas, triangulares y ovadas miden hasta seis cm de largo; las flores crecen en cabezuelas de color amarillo.

HÁBITAT: Crece en Coahuila, Nuevo León y otros estados del país con matorral seco o xerófilo.

PARTES UTILIZADAS: Las hojas.

PROPIEDADES Y MODOS DE EMPLEO:

- Como auxiliar contra el estreñimiento, contra problemas del hígado y la bilis: tómese diariamente dos tazas del cocimiento, la primera toma en ayunas y la última antes de acostarse. Nota: el sabor es sumamente amargo.

PRECAUCIONES: No excederse más de diez días con este tratamiento.

MARRUBIO (*Marrubium vulgare*) [White horehound]

OTROS NOMBRES: Manrubio / Marrubio blanco.

DESCRIPCIÓN: Planta herbácea de la familia de las labiadas o lamiáceas de un metro de altura. Su tallo es velloso; las hojas son ovales, arrugadas y ásperas, también vellosas y de color blancuzco o gris pardo y aroma balsámico; las flores son blancas. El sabor del cocimiento es muy amargo.

HÁBITAT: Crece silvestre en casi todo el país, principalmente en regiones semiáridas y de clima seco.

PARTES UTILIZADAS: Los ramos superiores que deben colectarse antes de la floración.

PROPIEDADES Y MODOS DE EMPLEO:

- Como astringente: bébase una o dos tazas del té y, además, lávese la piel con el mismo cocimiento.
- Contra problemas bronquiales, estomacales, hepáticos, menstruales y como diurético: hacer un cocimiento de los ramos y tomar tres tazas diarias, siendo la primera en ayunas.
- Para evitar la caída del cabello: con el cocimiento de los ramos enjuagarse el cabello después de haberlo lavado con champú o jabón neutro.
- Como febrífugo, para eliminar las lombrices intestinales: prepárese un té de las hojas y bébase tibio tres veces al día, una taza después de cada comida.
- Contra dolores musculares: poner las hojas en compresas tibias sobre las partes afectadas.
- Para perder peso: tomar diariamente tres tazas del té, una antes de cada comida.

Observaciones: Tomarlo con frecuencia ayuda a mejorar la fluidez de la mucosa en los bronquios y pulmones.

Precauciones: Por ser abortiva, las mujeres embarazadas deben evitar el consumo de esta planta.

Matarique (*Cacalia descomposita*) [Indian-plantain]

Otros nombres: Maturín.

Descripción: Planta herbácea de la familia de las compuestas que llega a medir un metro de altura y está provista de un rizoma. Su tallo es subleñoso, anguloso y velludo en la base; las hojas son radicales, divididas en segmentos agudos, con cabezuelas blancas; las florecillas, de color blanco. La raíz de esta planta tiene un sabor picante y algo amargo.

Hábitat: Crece silvestre en los estados del norte del país.

Partes utilizadas: Los rizomas y las raíces.

Propiedades y modos de empleo: Téngase de antemano una tintura que se prepara de la siguiente manera: se mezcla una parte de raíz por cinco de alcohol de 96° y se deja reposar unos días; después se filtra y se guarda.

- Para cicatrizar heridas y llagas: se mezcla la tintura con agua, en partes iguales y se frota sobre la zona afectada.
- Contra la diabetes, congestión hepática, diarrea y úlceras internas: antes de cada comida se toma un vaso de agua con seis o siete gotas de la tintura. Otro remedio contra la diabetes: se hierve un té de la raíz y el rizoma y se bebe una taza en ayunas y otra por la noche antes de acostarse.
- Contra las neuralgias: aplíquese la tintura sobre las áreas doloridas o afectadas.
- Contra el reumatismo: se dan fricciones en las partes afectadas con la tintura rebajada en agua.

Observaciones: Es importante que las personas con diabetes monitoreen sus niveles de azúcar para que así encuentren sus propias dosis al utilizar esta planta.

Mejorana (*Origanum majorana*) [Marjoram]

Descripción: Planta de la familia de las lamiáceas que mide hasta 60 cm de altura. Su tallo es leñoso en la base; las hojas son ovaladas y blanquecinas; las flores, blancas en espiga, de aroma agradable; el fruto es seco, con semillas redondas de color rojizo.

Hábitat: Crece en los estados de la Mesa Central y del norte del país.

Partes utilizadas: Las hojas.

Propiedades y modos de empleo:

- Contra el reumatismo: se aplican fomentos de las hojas sobre las partes doloridas.
- Contra el dolor de muelas: se hierven las hojas, se le agrega vino blanco y se hacen buches.
- Contra el dolor de oídos: poner las hojas frescas en la oreja como cataplasma.

Observaciones: En té no es recomendable durante períodos largos porque tiende a ser irritante. Tómese sólo por siete o diez días como máximo.

Melón (*Cucumis melo*) [Melon]

Descripción: Planta rastrera de la familia de las cucurbitáceas. Su tallo es blando y crece a ras del suelo; las hojas son acanaladas y palmadas; el fruto es globoso, mide entre 40 y 70 cm de diámetro, de cáscara blanca, amarilla, verde o matizada, produce una pulpa aromática, jugosa y dulce, además de muchas semillas amarillentas.

Hábitat: Se cultiva en huertos de muchas regiones de la República, y a gran escala en la zona de Mapimí (Coahuila - Chihuahua - Durango).

Partes utilizadas: La fruta y las semillas.

Propiedades y modos de empleo:

- Para aliviar las almorranas o hemorroides: primero prepárese una horchata con las semillas molidas, después, con un lienzo de algodón, aplíquense fomentos tibios en el área afectada.
- Como depurativo y laxante: cómase el melón o tómese en jugo o en agua.
- Como diurético: tómese bastante agua de melón durante el día (sin mezclarla con otros alimentos).
- Contra problemas del hígado: machacar la cáscara del melón, agregar aceite de coco y aplicárselo en cataplasma sobre la región hepática.
- Para aliviar irritaciones: bébase como agua de uso la horchata de las semillas molidas y endulzadas con miel o azúcar moscabado.
- Contra la obesidad: comer melón entre comidas, sin mezclarlo con otros alimentos.

- Contra el tabaquismo: cómase melón en abundancia. Esto depura la sangre. También, cuando se tiene el deseo de fumar se recomienda comer una rebanada de esta fruta.

Observaciones: Hay un dicho en los Estados Unidos: *Eat melons alone or leave them alone* que, traducido al español, significa «Come los melones solos o déjalos solos», el cual hace referencia a que todas las frutas de esta familia (melón, sandía, melón chino, etc.) deben de comerse solas y nunca combinadas con otras frutas o alimentos porque pueden entorpecer la digestión.

Menta (*Mentha*) [Mint / Spearmint]

Descripción: Planta herbácea de la familia de las lamiáceas o labiadas que alcanza 120 cm de altura. Sus hojas son simples, opuestas y aserradas, de color verde oscuro y muy aromáticas; las flores, pequeñas, de color violeta, rosado o blanquecino.

Hábitat: Crece silvestre o cultivada en lugares húmedos de casi todo el país.

Partes utilizadas: Las hojas y el cáliz.

Propiedades y modos de empleo:

- Como aperitivo y contra la anorexia, la bulimia: tomar media taza de té caliente media hora antes de cada comida.
- Contra cólicos infantiles y problemas intestinales menores: darle al bebé una dosis muy ligera del té en el biberón.
- Como digestivo, contra la dispepsia y el mal aliento: preparar un té con la planta y tomarlo después de cada comida.
- Contra el dolor de muelas: humedézcase un algodón con la infusión concentrada o con aceite de menta y aplicarlo en las zonas doloridas.
- Como galactógeno, para madres lactantes: tomar el té en buenas cantidades durante el periodo de lactancia.
- Para cortar la indigestión: se hierve el té de menta mezclado con alfalfa y se toma después de comer.
- Contra la migraña: bébase una taza el té caliente cuando se sientan las molestias, además de aplicar las hojas en las sienes, como chiqueadores.
- Contra las náuseas: hiérvase menta con jengibre y bébase la infusión caliente. También puede ser té de menta con alfalfa.
- Contra la tos: se ponen a hervir las hojas y se hacen inhalaciones con el vapor.

- Como tranquilizante y para reducir el estrés: tomar el té de las hojas cuando sea necesario.

NOTA 1: Para procurar el buen sueño de los bebés se ponen ramitas frescas en la cuna. El aroma es tranquilizante y somnífero.

NOTA 2: Por su aceite esencial (mentol), la menta se emplea industrialmente para aromatizar y saborizar diversos productos, como golosinas, pastas dentales y medicamentos, entre otros.

NOTA 3: Existen entre 13 y 18 especies de menta, algunas híbridas, y en su mayoría tienen las mismas propiedades medicinales.

MEZQUITE (*Prosopis sp.*) [Mesquite / Screwbean]

DESCRIPCIÓN: Árbol originario de México de la familia de las leguminosas que llega a medir hasta 12 m de altura. Su madera es muy dura y exuda una goma, o resina, parecida a la goma arábiga; las ramas encorvadas son espinosas; las hojas están compuestas con hojuelas oblongas; las flores son de color blancuzco o verdoso y crecen en espigas; el fruto es una vaina comestible y de sabor dulce, con semillas en el interior y rodeado de una pulpa esponjosa.

HÁBITAT: Crece silvestre en toda la República.

PARTES UTILIZADAS: La goma, los brotes y el fruto.

PROPIEDADES Y MODOS DE EMPLEO:

- Contra problemas bucales y de garganta: hervir agua y cuando esté tibia se añade la goma de mezquite y con esa infusión se hacen buches y gárgaras.
- Contra la disentería: se prepara un té de las hojas y se toman tres tazas al día, la primera en ayunas.
- Para bajar la inflamación en los ojos: se hace un cocimiento con los brotes u hojas de preferencia tiernas y se aplican fomentos sobre los párpados.

PRECAUCIONES: Puesto que el fruto del mezquite es muy astringente, se sugiere comerlo con moderación.

NOTA: En la zona desértica de Coahuila muelen las vainas de mezquite para preparar una bebida parecida al café. También en esos lugares, y en el Altiplano, elaboran un tipo de pinole, moliendo el fruto del mezquite.

MIL EN RAMA (véase **REAL DE ORO**)

Mimbre (*Chilopsis linearis*) [Wicker]

Otros nombres: Mimbrera.

Descripción: Árbol de la familia de las salicáceas, parecido al sauce, que llega a medir hasta los diez metros de altura. Su madera es muy dura; sus ramas son delgadas, largas y flexibles; las hojas, alargadas, de color verde; las flores pueden ser púrpuras o blancas.

Hábitat: En el norte y noreste del país crece en el lecho de los ríos y arroyos.

Partes utilizadas: Las flores.

Propiedades y modos de empleo:

- Como cordial o estimulante cardíaco y tónico cerebral: tómese el cocimiento de las flores como agua de uso.
- Como expectorante, contra la tos: hervir las flores y tomar el té caliente, además de hacer inhalaciones con el vapor que surge durante el hervor.

Nota: Las ramas del mimbre son muy utilizadas industrialmente para la producción de muebles, cestos y otros objetos.

Mirto (*Salvia microphylla*) [Myrtle]

Descripción: Planta herbácea de la familia de las mirtáceas que mide hasta 60 cm de altura. Sus tallos son cuadrangulares; las hojas, aovadas y dentadas; las flores, pequeñas y de color rojizo.

Hábitat: Crece en los estados del Altiplano y centro del país.

Partes utilizadas: Tallos y hojas.

Propiedades y modos de empleo:

- Contra dolores provocados por el mal de aire: se toma un té de hojas y además se aplica externamente como emplasto sobre la parte dolorida.
- Para dolores estomacales y contra vómitos: bébase el té de las hojas y los tallos.

Observaciones: En las hierberías del estado de Tamaulipas dicen que hay dos tipos de mirto: el de la sierra que no se debe de ingerir y el de huerto, que es el que se utiliza como remedio.

Nota: Otros tratados de herbaria mencionan al mirto con el nombre científico de *Loeselia mexicana* y de la familia de las lamiáceas. De igual modo, otras fuentes le asignan el nombre de *Salvia coccinea murr*.

Mora (*Morus nigra*) [Blackberry]
Otros nombres: Moral negro.
Descripción: Árbol de la familia de las moráceas que mide hasta cinco metros de altura. Sus hojas son anchas, acorazonadas, ásperas, de color verde oscuro; las flores, blancas y pequeñas; el fruto comestible es aovado y de color oscuro.
Hábitat: Crece en patios y solares baldíos del Noreste y otras regiones de México.
Partes utilizadas: El fruto, las hojas y la raíz.
Propiedades y modos de empleo:

- Como antianémico y para tonificar todo el organismo: comer dos o tres moras entre comidas.
- Como astringente: comer las frutas que estén un poco verdes.
- Contra la diabetes: beber tres tazas diarias de la infusión de las hojas; la primera toma se hace en ayunas.
- Para calmar dolores fuertes de muelas y desinflamar las encías: hacer buches con el cocimiento tibio de la raíz y las hojas.
- Como purgante: tomar un té muy cargado de las hojas. También el cocimiento de la raíz es recomendable.
- Contra la ronquera y problemas relacionados con la garganta: primeramente, hágase un jarabe con los frutos y luego tómense tres copas al día, la última antes de irse a dormir.

Mostaza (*Brassica nigra*) [Mustard]
Otros nombres: Mostaza negra.
Descripción: Planta anual de la familia de las crucíferas que alcanza un metro de altura. Su tallo es velloso; las hojas son alternas, grandes, lanoginosas y están divididas por el margen en varios segmentos dentellados; las flores son amarillas, pequeñas, en espigas; los frutos contienen muchas semillas pequeñas, de color negro, cuyo sabor es picante.
Hábitat: Crece como maleza en lugares de clima templado.
Partes utilizadas: Las hojas y las semillas.
Propiedades y modos de empleo:

- Contra problemas cutáneos, como erupciones, herpes, sarna y tiña: untar el jugo de las hojas sobre las partes afectadas.
- Para problemas del hígado, bazo y cálculos en la vejiga: tomar el té ligero de las semillas como agua de uso.

- Contra dolores musculares y debilidad: poner 50 gr de semillas de mostaza en un litro de aguardiente o de alcohol de 96° y dejarlo macerar por tres días. Cuando esté listo, con él se dan masajes sobre las zonas doloridas.

OBSERVACIONES: La mostaza industrial, de consumo cotidiano, no tiene las propiedades descritas en esta ficha, por lo que sólo queda como condimento y no para uso medicinal.

MUÉRDAGO (*Psittacanthus calyculatus*) [Mistletoe]

OTROS NOMBRES: Injerto.

DESCRIPCIÓN: Arbusto la familia de las lorantáceas que crece como parásito en algunos árboles (fresnos, sabinos, alamillos, mezquites, nogal, etc.). Su tallo es cilíndrico; las hojas opuestas son gruesas, cuneiformes, oblongas y siempre verdes; las flores, pequeñas, de color amarillo; el fruto es de color blanquecino, con forma de baya, como un chícharo.

HÁBITAT: En el Noreste se encuentra en abundancia en los nogales y los mezquites.

PARTES UTILIZADAS: La planta completa.

PROPIEDADES Y MODOS DE EMPLEO:

- Contra convulsiones y la hipertensión: moler la planta seca hasta que quede hecha polvo, el cual hay que mezclarlo con agua y azúcar morena y con eso frotar la columna vertebral, dando un masaje suave.
- Como emoliente y humectante para suavizare la piel: prepárese una crema con los retoños del muérdago y aplíquese directamente sobre las zonas deseadas.
- Contra la gota y los reumas: macerar la planta en alcohol de 96° y darse fricciones.
- Contra hemorragias vaginales y la leucorrea: se hace un baño vaginal con el cocimiento tibio de dos puños de la planta en dos litros de agua.
- Para tratar las heridas: lávese las partes afectadas con el cocimiento tibio de la planta.

PRECAUCIONES: Por ser una planta tóxica, en este tratado sólo se han incluido los usos externos. No es recomendable ingerirla.

NOTA: No confundir con el injerto (*Phoradendron quadrangulare / Phoradendron tomentosum*) abordado en este trabajo, pues son plantas muy distintas y con usos muy diferentes. Asimismo, otros tratados mencionan a esta planta con el nombre científico de *Viscum album*.

Muicle (*Jacobina spicigera*) [Chuparosa / Justicia candicera]

Otros nombres: Muitle.

Descripción: Planta de la familia de las acantáceas que mide hasta un metro y medio de altura. Sus hojas son pecioladas, ovales, enteras tomentosas, de color verde oscuro; las flores, rojas o anaranjadas, presentan encimas axilares.

Hábitat: Crece en Nuevo León, Tamaulipas, San Luis Potosí, estados del Golfo, del Pacífico y en el Valle de México.

Partes utilizadas: Las hojas y el tallo.

Propiedades y modos de empleo: Antidesintérica; estomacal; contra los cólicos menstruales y el síndrome premenstrual (SPM); contra la epilepsia; estimulante; contra el estrés, calma los nervios; contra los achaques de la menopausia.

Propiedades y modos de empleo:

- Como antidesintérica, estomacal, contra la epilepsia, los cólicos menstruales, el síndrome premenstrual (SPM) y los achaques de la menopausia, como estimulante, para bajar el estrés y calmar los nervios: bébanse tres o cuatro tazas diarias del cocimiento de las hojas y el tallo.

Observaciones: Al hervirse las hojas, el cocimiento toma un color violeta azulado.

Nota 1: Las mujeres que están en la etapa del síndrome premenstrual (SPM) o que padecen cólicos menstruales fuertes o que están en la menopausia deben tomarlo continuamente.

Nota 2: Otros tratados mencionan a esta planta con el nombre científico de *Anisacanthus wrightii*.

Níspero

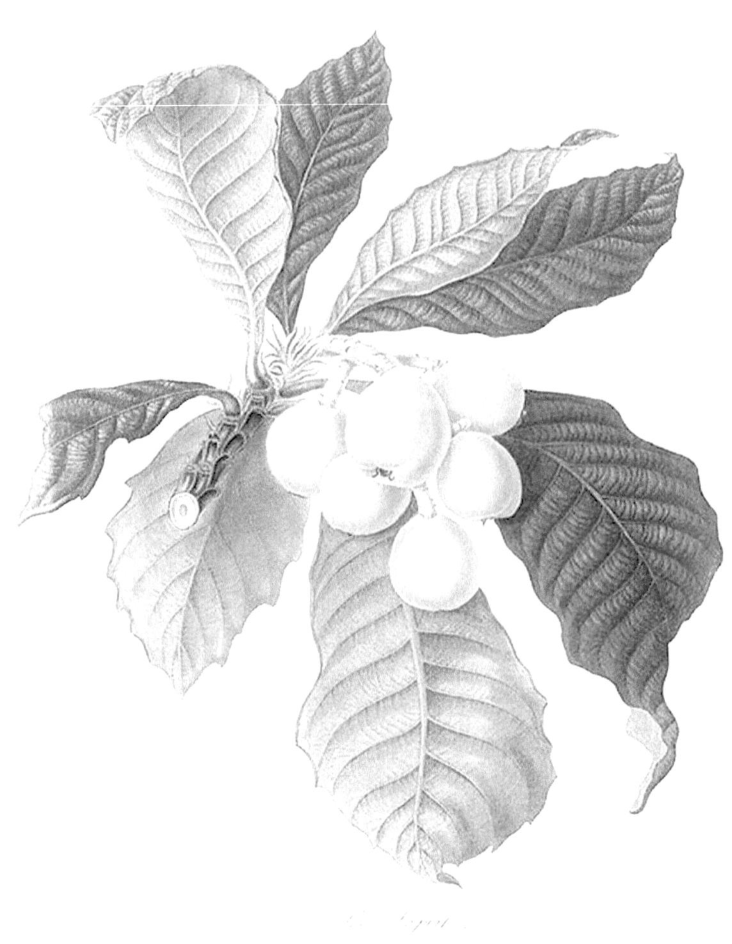

Imagen propiedad de Panteek Antique Prints. Tomada de Pinterest.

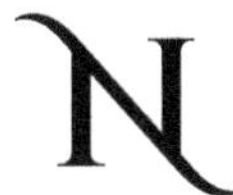

Naranjo (*Citrus aurantium*) [Orange tree]

Descripción: Árbol cítrico de la familia de las rutáceas que alcanza seis metros de altura. Su tronco es liso y ramoso, con copa abierta siempre verde; las hojas alternas aovadas son duras y lustrosas; la flor (azahar) es pequeña, blanca y muy aromática; el fruto, rico en vitamina C, es globoso, de color anaranjado, con pulpa en gajos muy jugosos y de sabor agridulce.

Hábitat: Se cultiva en huertos en Nuevo León, Tamaulipas, San Luis Potosí, Veracruz y otros estados.

Partes utilizadas: El fruto (naranja), las hojas y las flores (azahar).

Propiedades y modos de empleo:

- Contra la artritis y el escorbuto: tomar el jugo y comer dos o tres naranjas diariamente entre comidas.
- Contra problemas biliares y las flatulencias: se cuece la cáscara de la naranja y se bebe caliente como té.
- Como antigripal: cuando se tienen las molestias tómese en ayunas medio vaso de jugo para aumentar la cantidad de vitamina C y los anticuerpos en el organismo.
- Como depurativo de la sangre y para fortificar el sistema inmunológico: bébase el jugo sin endulzar varias veces al día.
- Como diurético: tomar el jugo fresco como agua de uso.
- Contra dolores de cabeza y problemas menstruales: cocer las hojas del naranjo en dos litros de agua, bébase media taza y con el resto del cocimiento dese baños de pies.
- En los enfriamientos de los bebitos: tatemar ligeramente hojas frescas del naranjo y ya tibias se ponen sobre la mollera del bebé.
- Contra problemas del estómago, flatulencias, hígado y nerviosismo: tomar el té de las hojas y los azahares varias veces al día.
- Como laxante: tomar el jugo caliente.

- Para cortar los resfriados: tómese el jugo de naranja caliente antes de acostarse, pero no se deje hervir para que no pierda sus propiedades.

OBSERVACIONES: Si se padece de colitis, gastritis o inflamación estomacal causada por acidez, absténgase de comer la naranja o beber el jugo de este o de cualquier otro cítrico.

PRECAUCIONES: Se sugiere evitar tomar aspirina con jugo de naranja porque esta combinación puede acarrear trastornos estomacales y sanguíneos.

NOTA: Véase también **AZAHAR** y **HOJAS DE NARANJO AGRIO**.

NÍSPERO (*Nespilus germanica*) [Kumquat / Loquat / Medlar]

OTROS NOMBRES: Níspola.

DESCRIPCIÓN: Árbol de la familia de las rosáceas que mide hasta cinco metros de altura. Su tronco es tortuoso; las hojas, pecioladas; las flores, blancas; el fruto –la níspola o níspero– es globoso, de color amarillo, comestible, con un sabor agridulce, y contiene de una a tres semillas color caoba.

HÁBITAT: Se cultiva en zonas citrícolas y lugares de clima cálido, como Nuevo León y Tamaulipas. También crece silvestre.

PARTES UTILIZADAS: El fruto, las hojas y las semillas.

PROPIEDADES Y MODOS DE EMPLEO:

- Contra la anemia y como depurativo: cómase los nísperos maduros con todo y piel.
- Contra la diarrea y la disentería: comer los frutos maduros, sin piel.
- Como diurético: primero se ponen a hervir las semillas en agua, sin la pielecilla, luego se muelen bien y se endulzan con miel. Tómense tres o cuatro vasos de esta mezcla durante el día.
- Contra las inflamaciones del hígado: se ponen las hojas en agua caliente y se hace un emplasto, aplicándose sobre la región hepática.
- Como laxante: cómanse unos cuantos frutos verdes hasta producir el efecto deseado.

PRECAUCIONES: El níspero verde puede producir diarrea y, además, puede causar retortijones y cólicos.

NOTA: Existe otra variedad de níspero, la *Eriobotra japonica*, que tiene las mismas propiedades.

Nochebuena (*Euphorbia pulcherrima*) [Poinsettia]

Otros nombres: Flor de nochebuena / Flor de Pascua.

Descripción: Este arbusto originario de México y que simboliza la Navidad pertenece a la familia de las euforbiáceas y mide entre uno y tres metros de altura. Sus hojas, erróneamente llamadas flores, son grandes, pecioladas y sinvadas, agrupadas y rodeadas de brácteas, pueden ser, además de color verde, amarillo, blanco, rojo o rosado. La planta contiene un jugo lechoso llamado salvia.

Hábitat: Se cultiva para fines comerciales y de ornato en casi toda la República. También crece en los jardines.

Partes utilizadas: Las hojas pigmentadas, o "flores" y las brácteas (flores).

Propiedades y modos de empleo:

- Contra la erisipela: aplíquese el cocimiento de las brácteas (flores) como fomentos sobre las áreas afectadas.
- Como galactógena, para aumentar la leche materna: cocer de ocho a diez gramos de brácteas en medio litro de agua; tómese diariamente.

Precauciones: Tomar una dosis alta del té podría ser peligroso. La salvia (lechita) puede ser tóxico.

Nota 1: Es un error casi universal pensar que las hojas pigmentadas de la nochebuena son flores. En realidad, las flores de este arbusto son minúsculas y crecen en pedúnculo adentro de las hojas pigmentadas.

Nota 2: Su nombre en náhuatl es *cuetlaxóchitl* y significa "flor que se marchita" o "flor de cuero". Los aztecas empleaban esta planta en celebraciones y rituales como símbolo de la pureza y la vida nueva de los guerreros muertos en batalla. También la ofrendaban al Sol para renovar sus fuerzas. En tanto, en la época colonial, los españoles la bautizaron como "Nochebuena" o "Flor de nochebuena" por "florecer" en diciembre.

Nogal (*Juglans regia*) [Nut tree]

Otros nombres: Nogal de Castilla.

Descripción: Árbol de la familia de las juglandáceas que alcanza 15 m de altura. Su madera es dura, rojiza parda; las hojas están compuestas de hojuelas ovales y puntiagudas; las flores son blanquecinas; el fruto comestible –la nuez–, se presenta envuelto en una corteza dura y quebradiza color café, es una pulpa rica en aceites naturales y minerales.

HÁBITAT: Crece silvestre y también se cultiva para fines comerciales en Coahuila, Chihuahua, Nuevo León, Tamaulipas y otros estados del país.

PARTES UTILIZADAS: La fruta, las hojas y la corteza.

PROPIEDADES Y MODOS DE EMPLEO:

- Contra las aftas o fuegos bucales: háganse buches con el cocimiento de las hojas. Si los fuegos se localizan en las comisuras de los labios, hay que lavarse las partes afectadas con el mismo cocimiento.
- Contra la anemia y el raquitismo: preparar un cocimiento de las hojas y beberlo como agua de uso; puede endulzarse con miel de abeja.
- Para fortalecer y oscurecer el cabello: lavarse la cabeza con un cocimiento muy concentrado de las hojas, la corteza y la cáscara de la nuez.
- Para posteergar o evitar embriagarse: comer nueces antes y cuando se esté tomando bebidas alcohólicas.
- Para cicatrizar heridas y aliviar llagas o erupciones: lavarse las partes afectadas y aplicarse fomentos con el cocimiento de las hojas y la corteza.
- Para problemas óseos, como la osteoporosis y contra el mal de Parkinson: se debe incluir la nuez en la dieta diaria.
- Para fortificar la sangre: hervir la corteza y la cáscara de la nuez para beberse el cocimiento por varios días.

NOPAL (*Opuntia sp.*) [Indian fig / Prickly pear]

DESCRIPCIÓN: Es una de las plantas más representativas de México, de la cual existen alrededor de 150 Especies, que pertenece a la familia de las cactáceas y llega a medir hasta tres metros de altura. Su tallo es aplastado y carnoso, está formado de paletas ovales (pencas) con espinas en la mayoría de las especies; las flores son grandes, de colores vivos (amarillos, rojos, etc.); el fruto –la tuna– es comestible, elipsoidal, con espinas; las hay de color amarillo, rojo o verde.

HÁBITAT: Crece abundante en nuestro país, principalmente en las zonas áridas.

PARTES UTILIZADAS: Las pencas y la fruta.

PROPIEDADES Y MODOS DE EMPLEO:

- Contra la diabetes, para disminuir el colesterol malo (LDL), controlar la obesidad, contra la gastritis: comer diariamente los nopales guisados o asados. También tomar el jugo de nopal con piña.
- Como astringente potente: aplicarse una lavativa mezclando agua tibia, queso de tuna y té de manzanilla.
- Como laxante: hiérvanse las pencas en agua y sin sal o condimentos y tómese todavía caliente.
- Como diurético, contra la cistitis y uretritis, contra problemas estomacales y gastrointestinales: hervir las pencas y beber el cocimiento como agua de uso.
- Contra heridas, hinchazones y abscesos: partir una penca por la mitad, calentarla o tatemarla y ponerla como cataplasma sobre las partes afectadas.

NOTA 1: Existe otra variedad de tuna, la cardona, que es más ácida y cuyos usos medicinales son distintos. Véase también **TUNA** y **TUNA CARDONA**.

NOTA 2: En las tiendas de productos naturistas venden tabletas de nopal deshidratado, pero es preferible comerlo al natural.

NOTA 3: En las comunidades rurales del Noreste pervive la costumbre de colgar una penca de nopal en los techos, principalmente en donde hay agujeros o resquicios, para evitar que los murciélagos aniden en ellos. Del mismo modo, se dice que las pencas colgadas ahuyentan a las víboras.

Orégano

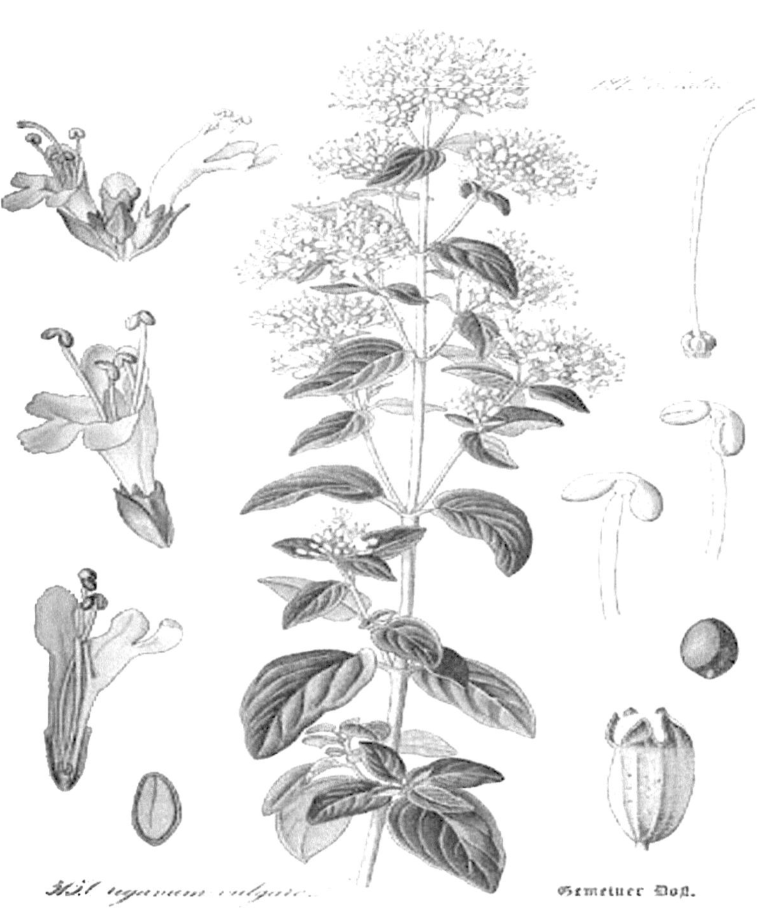

Tomada de: https://www.pinterest.es/pin/518547344594895988/

Ocote (*Pinus montezumae / Pinus teocote*) [Fatwood / Torch pine]

Descripción: Árbol de la familia de las pináceas que puede alcanzar 40 m de altura. Su madera es utilizada en la construcción y en la ebanistería y también se aprovecha la resina para combustión.

Hábitat: Se cultiva o crece silvestre en zonas altas y templadas, como es la Sierra Madre Oriental.

Partes utilizadas: El tronco y el aguarrás.

Propiedades y modos de empleo:

- Contra bronquitis y como expectorante: hervir agua, agregarle unos trozos de ocote e inhalar el vapor.
- Contra neuralgias y dolores reumáticos: frótese las partes afectadas con aguarrás y alcohol alcanforado.

Nota: De la resina del ocote se obtiene trementina, brea y alquitrán, además del aguarrás.

Olivo (*Olea europea*) [Olive]

Descripción: Árbol de la familia de las oleáceas que mide hasta cinco metros de altura. Su tronco es corto, grueso y ramificado, con copa ancha siempre verde; las hojas, coriáceas, elípticas, estrechas y puntiagudas son de color gris mate por el haz y blanquecino por el envés; las flores, pequeñas y blancas, crecen en racimos; el fruto –la aceituna–, de la cual se extrae el aceite de oliva, es una drupa ovoide aceitosa y comestible, de color verde o negro, con una semilla al centro.

Hábitat: Se cultiva en varias regiones del país.

Partes utilizadas: Las hojas y el fruto.

Propiedades y modos de empleo:

- Contra úlceras de la boca: hay dos tipos de uso, el externo y el interno.
  * Si las úlceras son externas: se pone el jugo de las hojas sobre las partes afectadas.

* Si son internas: se hacen buches con el cocimiento de las hojas.

- Para bajar y controlar el colesterol malo (LDL) y como diurético: beber el cocimiento de las hojas como agua de uso. También se recomienda tomar una cucharadita de aceite de oliva, principalmente en ayunas.
- Contra el Alzheimer: comer cinco aceitunas al día puede ayudar, en alguna medida, contra los efectos de esta enfermedad.

OBSERVACIONES: Véase también **ACEITE DE OLIVA** en la Parte 2.

OLMO (*Ulmus campestris / Ulmus divaricata*) [Elm]

OTROS NOMBRES: Alamillo.

DESCRIPCIÓN: Árbol de la familia de las ulmáceas que llega a medir hasta 25 m de altura. Sus hojas son pequeñas, ovales y caducas, de color verde en el anverso y blanco grisáceo en el reverso. Su madera se utiliza en carpintería.

HÁBITAT: Se cultiva en parques, jardines y alamedas de la República. También crece de manera silvestre.

PARTES UTILIZADAS: La corteza.

PROPIEDADES Y MODOS DE EMPLEO:

- Como astringente: lávese las partes afectadas con el cocimiento de la corteza.
- Contra úlceras en la boca y garganta: hacer gárgaras y buches con el cocimiento de la corteza.
- Contra enfermedades dermatológicas e hinchazones de la piel: la corteza pulverizada y cocida se aplica en cataplasma sobre las partes afectadas.
- Como depurativo de la sangre: bébanse tres vasos diarios del cocimiento de la corteza; el primero en ayunas.
- Contra la hidropesía: hervir la corteza en agua y tomar tres tazas al día.

  El mismo cocimiento, pero un poco más cargado puede utilizarse en baños, fricciones o lociones.

ORÉGANO (*Origanum majorana*) [Oregano / Wilder Majoran]

DESCRIPCIÓN: Planta herbácea de la familia de las labiadas o lamiáceas que mide hasta 70 cm de altura. Sus hojas, un condimento muy utilizado en la cocina, son pequeñas, enteras, ovaladas y aromáticas; las flores son de color púrpura o rosa.

HÁBITAT: Crece silvestre en Coahuila, Nuevo León, Tamaulipas y otros estados. También se cultiva para usos comerciales en muchos estados del país.

Partes utilizadas: Las hojas.

Propiedades y modos de empleo:

- Contra los reumas: hágase un cocimiento de las hojas y aplíquense emplastos tibios sobre las áreas afectadas.
- Contra la ictericia, el prurito y la sarna: se hace un cocimiento de las hojas, con el cual se lavan las partes afectadas.
- Como expectorante, sudorífico y para cortar fiebres: prepárese un té bien cargado y se hacen inhalaciones del vapor, luego se toma una taza caliente de la infusión antes de acostarse. Se puede mezclar con hierbabuena para conciliar el sueño.
- Contra infecciones intestinales: beber la infusión, sin miel, y comer un diente de ajo machacado.
- Contra la retención menstrual: tomar el té bien cargado y endulzarlo con miel de abeja.
- Contra la tos crónica: beber el té caliente endulzado con azúcar cand o miel producida en la región.
- Para aclarar la vista: por tres días ingerir en ayunas el polvo de orégano seco en una copa de vino tinto o blanco.

Nota: Las dos especies citadas de esta planta tienen las mismas propiedades medicinales.

Oreja de ratón (*Dichondra argentea*) [Silver ponysfoot / Silver nickel vine]

Descripción: Planta herbácea, rastrera y trepadora de la familia de las convolvuláceas. Sus tallos son cortos y ramificados; las hojas, pequeñas, de color verde opaco, con forma de oreja; las flores, poco visibles y blanquecinas; el fruto es una pequeña cápsula globosa con semillas cafés recubiertas con pelillos blancos.

Hábitat: Crece silvestre y también se cultiva en jardines como planta de ornato.

Partes utilizadas: Toda la planta.

Propiedades y modos de empleo:

- Para cortar la diarrea: bébase una taza caliente de té bien concentrado de toda la planta.
- Contra las agruras, la acidez estomacal, corregir problemas biliares, reducir el colesterol malo (LDL)y como diurético: se hierve la planta y se toma una taza de la infusión antes de cada comida.

Precauciones: La infusión de esta planta puede ser abortiva, o bien, acelerar el parto. Bébase a discreción.

Órgano (*Lophocereus marginatus / Pachycereus marginatus*) [Mexican fencepost cactus]

Otros nombres: Cactus órgano / Chilayo.

Descripción: Cactácea vertical que llega a medir hasta cuatro metros de altura. Su tallo tubular es espinoso, en forma de estrella de cinco, seis o más puntas, de color verde, con pulpa fibrosa, jugosa y amarillenta; no es comestible.

Hábitat: Crece en zonas áridas como el Altiplano, sur de Coahuila, Nuevo León, Tamaulipas y el norte de San Luis Potosí.

Partes utilizadas: La pulpa.

Propiedades y modos de empleo:

- Para conservar o teñir u oscurecer el cabello: en una botella de agua se meten trocitos de órgano y se deja serenando por tres días; el líquido toma un color oscuro. Luego hay que aplicárselo como enjuague por varios días.
- Para prevenir la caída del cabello: poner trocitos de órgano en un vaso o cazuela con agua, dejarlo serenar y, al día siguiente, después de lavar y enjuagar el pelo, usar esa agua como último enjuague. Repetir esto por 15 días.
- Contra hinchazones cutáneas: aplíquense cataplasmas con rodajas calientes de órgano sobre las partes afectadas.

Nota: Es común que en algunas comunidades de la región árida del Noreste lo siembren como cerco de las casas, patios o predios.

Ortiga (*Urtica urens*) [Nettle / Dwarf nettle]

Otros nombres: Mala mujer / Ortiga menor / Ortiguilla blanca / Ortiguilla morada.

Descripción: Planta urticácea que mide hasta 60 cm de altura. Sus hojas son opuestas, elípticas, agudas, con márgenes dentados y cubiertas de vellos que contienen pelillos urticantes que también se presentan en el tallo.

Hábitat: Crece silvestre en toda la República.

Partes utilizadas: Las hojas, las raíces y las semillas.

Propiedades y modos de empleo:

- Contra la anemia: tómense dos tazas diarias del té de ortiga con hierba del venado; la primera en ayunas y la otra después de la cena.

- Para problemas reumáticos: beber diariamente una taza del té de las hojas. También se dan fricciones con el cocimiento de las hojas sobre las partes doloridas.
- Contra el asma: póngase a hervir un puñado de hojas. Al primer hervor se retira del fuego y se hacen inhalaciones del vapor.
- Contra la blenorragia y las flores blancas (leucorrea): tomar un té concentrado de hojas y semillas.
- Para detener la caída del cabello: usar la variedad de ortiguilla morada, macerar las hojas en vinagre de manzana y al cabo de dos días darse fricciones en el cuero cabelludo, después lavarse con jabón o champú neutro. Hágase esto a diario, por varias semanas.
- Para estimular la circulación y desinflamar las várices: se remojan las hojas por 15 minutos y con ellas se frotan las zonas varicosas.
- Contra enfermedades venéreas: hiérvase la raíz y bébanse de tres a cuatro tazas diarias de la infusión hasta sentir mejoría. Para mejores resultados puede mezclarse con zarzaparrilla y cola de caballo.
- Contra hemorragias pulmonares y nasales, contra la hidropesía y como depurativo de la sangre: hacer un cocimiento de las raíces y las hojas y tomar varias tazas al día.
- Contra dolores en las piernas: aplicar emplastos calientes de las hojas de ortiga, previamente hervidas en agua con sal.
- Contra úlceras varicosas: lavarse con el cocimiento de las hojas.

OBSERVACIONES: Para curar de susto, los curanderos del Noreste dan barridas con ortiga, pero sin que ésta toque la piel. Luego sugieren que por la noche se metan las hojas en una bolsita de tela y se pongan debajo de la almohada. Al día siguiente se arrojan afuera de la casa o se echan al fuego, evitando respirar el humo.

OBSERVACIONES: Por ser una planta urticante, téngase cuidado al tomarla con las manos; úsense guantes de ser necesario.

NOTA 1: Ortiga es el nombre vulgar de varias especies del género urtica, todas tienen la peculiaridad de producir al contacto una sensación de ardor y erupciones en la piel.

NOTA 2: Existe otra variedad de ortiga u ortiguilla en la región (*Urtica dioica*), la cual se usa en baños, fomentos e infusión contra la artritis y la gota.

ORTIGUILLA (véase **MALA MUJER** y **ORTIGA**)

Pitaya

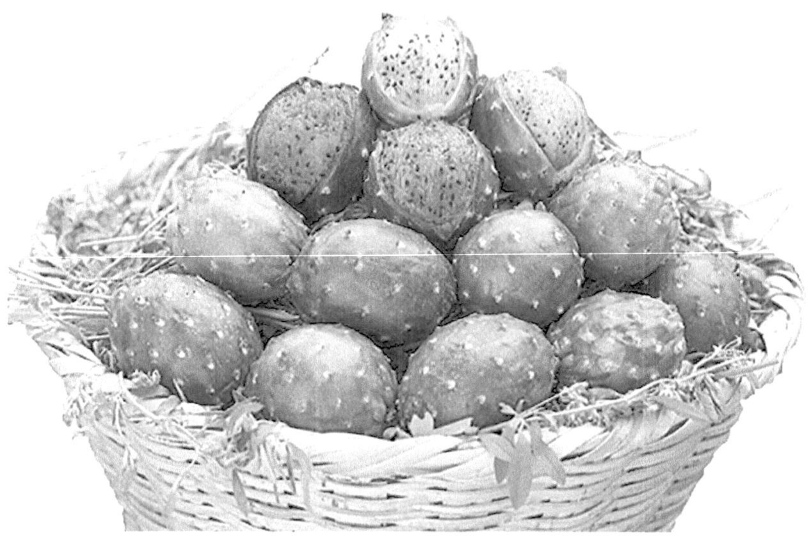

Tomada de: https://www.gob.mx/siap/articulos/pitaya-y-pitahaya-no-son-lo-mismo-pero-son-igual?idiom=es

Pitahaya

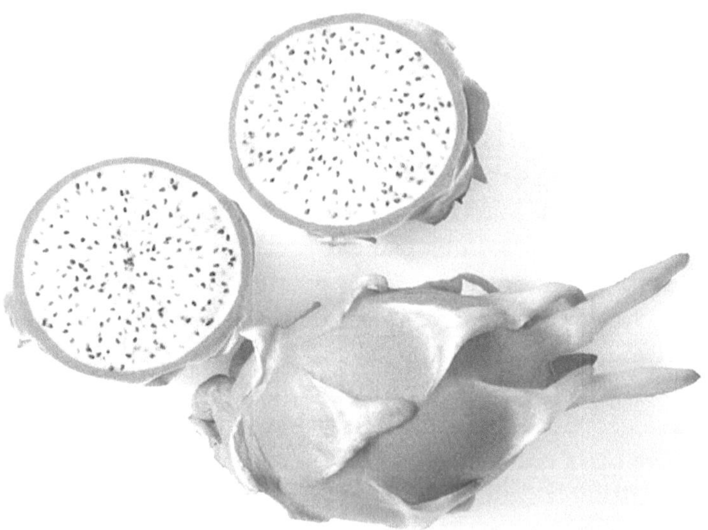

Tomada de Pinterest: https://www.pinterest.es/pin/413697915780951053

P

Palma yuca (*Yucca sp.*) [Adam's needle / Yucca]

Otros nombres: Palmito / Pita / Yuca.

Descripción: Planta de la familia de las liliáceas, del género yucca, que mide hasta cinco metros de altura. Su tronco es largo, rugoso; las hojas coriáceas están dispuestas en grupos en la extremidad del tallo; las flores en pináculo, llamadas pita o chochas, son blancas, grandes y comestibles.

Hábitat: Crece silvestre o se siembra como ornato en el Noreste y otras regiones de la República.

Partes utilizadas: Las hojas.

Propiedades y modos de empleo:

- Contra el dolor de estómago: primero se queman las hojas y, una vez que se tengan las cenizas éstas se mezclan con leche y se bebe hasta sentir alivio.
- Contra el cansancio: preparar un guiso de los pétalos de pita, con aceite de oliva y sal en grano y comerlo en el desayuno y al mediodía.

Observaciones: La flor de palma, chochas o flor de pita, se come en diversos guisos norteños. Existen dos tipos de flores, las que crecen hacia arriba (vertical) que son amargas y las que cuelgan. Es importante señalar que se comen sólo los pétalos porque el centro de la flor y los pistilos son de sabor amargo.

Nota: Palma y yuca son nombres que en la región se les otorga indistintamente a las mismas plantas. No confundirla con la palma cocotera, pues ésta pertenece a la familia de las palmáceas o con la palma datilera que es de la familia d las Aceráceas.

Palo amarillo (*Chlorophora tinctoria*) [Dyer's wood]

Descripción: Árbol de la familia de las moráceas que crece hasta 20 m de altura. Su tronco es espinoso y fuerte, con corteza de olor desagradable; las hojas son ovales y aserradas; las flores masculinas crecen en forma de espiga y las femeninas en forma de cabezuela.

HÁBITAT: Crece en San Luis Potosí, Tamaulipas y otros estados del sur del país.

PARTES UTILIZADAS: El tronco, la corteza y la raíz.

PROPIEDADES Y MODOS DE EMPLEO:

- Como astringente: tomar durante el día dos o tres tazas del té de la corteza.
- Como diurético: el cocimiento de la raíz se bebe como agua de uso.
- Contra la diabetes: bébase diariamente y en ayunas un vaso del cocimiento del tronco.
- Contra las enfermedades venéreas: preparar una infusión de la corteza mezclada con cola de caballo y tomarla como agua de uso.
- Como purgante: beber el té muy concentrado de la corteza.
- Contra el reumatismo: tómese el cocimiento del tronco como agua de uso.
- Como tónico: bébase media taza de té tibio del tronco una hora antes de cada comida.

OBSERVACIONES: Cuando los diabéticos están siguiendo este remedio deben efectuarse pruebas de los niveles de glucosa hasta encontrar la dosis adecuada.

NOTA: Este árbol toma su nombre por el tinte amarillo de la madera que al ponerse en agua o al hervirla hace que ésta se torne de color amarillento. Antiguamente se utilizaba para teñir ropa.

PALO AZUL (*Eysenhardtia polystachya*) [Kidneywood / Texas kidneywood]

OTROS NOMBRES: Palo dulce / Taray / Vara dulce.

DESCRIPCIÓN: Árbol de la familia de las leguminosas que mide hasta ocho metros de altura. Sus hojas son compuestas, pinadas, con hojuelas ovales; las flores, blancas y aromáticas; el fruto crece en vaina.

HÁBITAT: Crece en varios estados de la República, como Nuevo León y Tamaulipas.

PARTES UTILIZADAS: El tronco.

PROPIEDADES Y MODOS DE EMPLEO:

- Para aliviar problemas renales y de vejiga: hiérvanse los tronquitos y tómese como agua de uso.
- Para cortar el hipo: bébase el té caliente del tronco cuantas veces sea necesario.

NOTA: Cuando la madera o la corteza se pone en agua, ésta toma varias tonalidades, dependiendo de la incidencia de la luz. Puede ser azuloso, amarillento, rojizo o verdoso. El sabor de la corteza es dulce, de ahí también toma sus otros nombres.

PALO DEL BRASIL (*Haematoxylum brasiletto*) [Campeachy wood / Logwood]

OTROS NOMBRES: Azulillo / Brasil / Huchagogo.

DESCRIPCIÓN: Árbol espinoso de la familia de las leguminosas que mide hasta diez metros de altura. Su corteza es de color gris oscuro; las hojas son compuestas; las flores, pequeñas, entre rojizas y moradas, crecen en racimos, y las vainas son angostas y aplanadas.

HÁBITAT: Crece en las zonas cálidas de México.

PARTES UTILIZADAS: El tronco.

PROPIEDADES Y MODOS DE EMPLEO:

- Como diurético y para problemas cardíacos, de circulación y de presión arterial: hervir las astillas y beber tres o cuatro tazas diarias del té caliente después de cada comida.
- Para limpiar los dientes: háganse buches con el cocimiento de los troncos y también tállense los dientes con un cepillo humedecido con el mismo cocimiento.

NOTA: De la madera de este árbol se extrae un colorante de tono azul llamado brasilina.

PALO DULCE (véase **PALO AZUL**)

PAPA (*Solanum tuberosum*) [Potato]

OTROS NOMBRES: Patata.

DESCRIPCIÓN: Planta herbácea anual, originaria de Perú y Chile, que pertenece a la familia de las solanáceas. Su tubérculo hoy en día se ha convertido en uno de los alimentos más populares en todo el mundo.

HÁBITAT: Se cultiva en muchas partes del país. En la región árida de

Nuevo León se cultivan diversas variedades a gran escala. En San Luis Potosí existe una variedad de papa silvestre diminuta que se le conoce como papita de monte.

PARTES UTILIZADAS: El tubérculo y la cáscara.

PROPIEDADES Y MODOS DE EMPLEO:

- Contra el ácido úrico, la artritis, gota, los reumas y el mal de Parkinson: hiérvanse las papas, sin sal, y tómese el cocimiento como agua de uso.
  También es recomendable pelar la papa, dejando las cáscaras un poco gruesas, luego guisarlas con aceite de oliva y ajo. Cómanse diariamente.
  Asimismo: póngase rodajas crudas de la papa en las partes afectadas.
- Para combatir la caspa: se hace un preparado de la siguiente manera: en un litro de agua agréguese medio kilo de cáscara de papa, 100 gotas de yodo y el jugo de dos limones; déjese reposar por una semana y luego empiécese a utilizarlo, aplicando el compuesto en el cuero cabelludo por 15 minutos. Después se lava el cabello con champú neutro.
- Contra la cistitis crónica, problemas de próstata y para disolver cálculos renales y de vejiga: bébase como agua de uso el cocimiento donde fueron hervidas las papas; se puede endulzar con un poco de miel.

OBSERVACIONES: Comer papas en la noche puede provocar insomnio, en particular si se padece de hipoglucemia o baja presión.

NOTA 1: La parte más nutritiva y medicinal de la papa es la cáscara, por lo tanto, es recomendable comerlas con todo y cáscara.

NOTA 2: En época de lluvias o durante el invierno, para prevenir que los vidrios del automóvil se empañen de humedad o se congelen, se frota una papa cortada a la mitad en la superficie externa del parabrisas.

PAPAYO (*Carica papaya*) [Papaw / Pawpaw]

OTROS NOMBRES: Papaya cimarrón / Papaya mamey.

DESCRIPCIÓN: Árbol originario de Mesoamérica, de la familia de las caricáceas, que llega a medir hasta dos y medio metros de altura. Su tronco es recto, robusto, fibroso y hueco en el centro; las hojas grandes, agrupadas en la parte superior, contienen látex o lechita blanca en sus frágiles tallos; las flores unisexuales son de color amarillento; el fruto es ovoide, carnoso y dulce, de color amarillo o anaranjado, con semillas pequeñas, redondas y de color negro.

HÁBITAT: Se cultiva para fines comercial en los estados de clima tropical. También se adapta y crece fácilmente en jardines y huertos del Noreste.

PARTES UTILIZADAS: El fruto (la papaya), las flores, las hojas, las semillas, el jugo lechoso que se extrae de la papaya verde y los tallos.

PROPIEDADES Y MODOS DE EMPLEO:

- Como aperitivo: se toma una taza del té de las hojas del papayo una hora antes de cada comida.
- Contra el asma, fiebres y problemas de pecho: bébase la infusión de las hojas.
- Contra la colitis y la dispepsia, como digestivo y diurético: comer papaya fresca antes de cada comida.
- Como emenagogo, febrífugo y pectoral: tomar varias tazas al día la infusión de las flores.
- Contra los gases intestinales: se machacan las semillas y se comen. Su sabor no es agradable.
  Nota: puesto que el sabor de las semillas no es muy agradable, pueden licuarse en el jugo de la misma papaya.
- Como laxante: cómase el fruto con todo y semillas.
  Nota: las semillas son de sabor amargo y desagradable, pero surten muy buen efecto. Pueden licuarse con la pulpa de la papaya para beber un medio vaso del jugo.
- Para rehidratar la piel del rostro y del cuello: hacer una mascarilla moliendo la cáscara de la papaya, aplicarla durante 20 o 30 minutos y después lavarse con agua fría.
- Como vermífugo, para acabar con las lombrices intestinales y otros parásitos: el látex (jugo lechoso) que se obtiene del fruto verde, tallos, tronco y hojas se disuelve con leche de vaca o té de hierbabuena y se toma en ayunas.

OBSERVACIONES: La papaya Maradol o papaya mamey, a pesar de ser más dulce y popular entre los consumidores, no es tan efectiva para uso digestivo como la papaya amarilla, cuyas enzimas digestivas resultan ser más eficaces. Desafortunadamente, es difícil conseguir la papaya amarilla porque ha dejado de cultivarse y, de hecho, es una variedad en vías de extinción.

NOTA 1: Del látex (recina o leche blanquecina) de la papaya se extrae la papaína, una importante enzima que ayuda a la digestión. Las tabletas de papaína se pueden adquirir en tiendas naturistas.

NOTA 2: En cocina, la papaya se usa como ablandador de carne. Se utiliza tanto las hojas como las semillas, al igual que el látex.

PARRALEÑA (*Thymophylla micropoides / Thymophylla setifolia / Dyssodia setifolia*) [Fiveneedle / Pricklyleaf]

OTROS NOMBRES: En Coahuila la conocen como limoncillo.

DESCRIPCIÓN: Planta herbácea de la familia de las astaráceas que mide de cinco o seis centímetros de altura. Sus hojas son delgadas y sencillas, de color verde, que crecen en torno al tallo delgado; las flores son pequeñas, de color amarillo.

HÁBITAT: Crece silvestre en Nuevo León, Coahuila, Tamaulipas y San Luis Potosí.

PARTES UTILIZADAS: Toda la planta excepto la raíz.

PROPIEDADES Y MODOS DE EMPLEO:

- Para problemas digestivos y estomacales: tómense cuatro tazas diarias del cocimiento de toda planta, una antes de cada alimento, por siete días.

PASIFLORA (*Passiflora incarnata*) [Maypop / Passion flower]

OTROS NOMBRES: Flor de la pasión / Granadilla / Pasionaria.

DESCRIPCIÓN: Planta trepadora de la familia de las pasifloráceas. Su tallo es leñoso y quebradizo; las flores, de aroma delicado, crecen en forma de copa de color lila o morado; el fruto es comestible.

HÁBITAT: Crece en lugares templados y semitropicales del norte y centro del país.

PARTES UTILIZADAS: Las ramas, las hojas (preferentemente frescas), las flores y la raíz.

PROPIEDADES Y MODOS DE EMPLEO: Calma las palpitaciones cardíacas; contra dolores de espalda; contra los espasmos; quita el estrés; contra trastornos de la menopausia; sedante nervioso; contra las neuralgias; desirrita y desinflama la piel; somnífera.

PROPIEDADES Y MODOS DE EMPLEO:

- Contra las palpitaciones cardíacas debido a problemas emocionales: bébanse tres o cuatro tazas concentradas del cocimiento de la planta mezclado con valeriana.
- Contra los dolores de espalda y espasmos: dar masajes en las partes doloridas con las hojas humedecidas.

- Para bajar el estrés, contra las neuralgias y como sedante nervioso: tomar tres tazas diarias del cocimiento de la planta.
- Como somnífero: antes de acostarse tómese una taza de té caliente, sin endulzar.
- Contra problemas de la menopausia: durante la menopausia, si se está sufriendo el Síndrome Menopáusico se recomienda beber tres tazas del té de esta planta durante el día y, antes de acostarse, una taza más, esta última mezclada con tila y azahar.
- Para la piel inflamada e irritada: póngase un emplasto de las hojas y raíces sobre las partes afectadas.

NOTA: Otros tratados de herbaria mencionan a esta planta con el nombre científico de *Passiflora ciliata*.

PELOS DE ELOTE (véase **CABELLOS DE ELOTE**)

PEPINO (*Cucumis sativus*) [Cucumber]

DESCRIPCIÓN: Planta herbácea anual de la familia de las cucurbitáceas; sus tallos son trepadores y rastreros, blandos, vellosos, de dos a cuatro centímetros de largo; las hojas, también vellosas; las flores, amarillas; el fruto es cilíndrico, de cáscara lisa y lustrosa, de color verde oscuro, con pulpa comestible, muy jugosa y refrescante y semillas suaves.

HÁBITAT: Se cultiva en lugares de climas templados.

PARTES UTILIZADAS: El fruto y las hojas.

PROPIEDADES Y MODOS DE EMPLEO:

- Para cortar la acidez estomacal y prevenir la anemia: cómanse diariamente los pepinos crudos con todo y cáscara, sin agregarles limón o sal.
- Como diurético: en dos litros de agua, licue un pepino con el jugo de tres limones y miel de abeja. Tómelo como agua de uso.
- Contra problemas del hígado: además de comer el pepino, se aplica una cataplasma de la cáscara del mismo sobre la zona hepática.
- Para hidratar la piel por larga exposición a los rayos solares o por quemaduras leves: aplicarse la parte interna de la cáscara –de color blanco– sobre las zonas afectadas.
- Para quitar las manchas en el cutis: poner las hojas de la planta en vino de mesa o en vinagre, dejarlas reposar por dos o tres días y luego untarse el rostro con ellas.

Peral (*Pirus communis*) [Pear]

Descripción: Árbol de la familia de las rosáceas que mide entre cuatro y seis metros de altura. Su fruto, la pera, es jugoso, comestible.

Hábitat: Crece en huertos de clima templado del Noreste. En el centro de Nuevo León se cultiva a gran escala para fines comerciales.

Partes utilizadas: El fruto, ramas tiernas, hojas y flores.

Propiedades y modos de empleo:

- Para eliminar callosidades en manos y pies: se dan baños con el cocimiento de las flores y hojas por varios días hasta que se ablandan los callos y puedan quitarse sin dolor.
- Como carminativo, contra gases intestinales y flatulencias: comer una o dos peras pasadas por agua caliente y sin cáscara.
- Como depurativo de la sangre: comer peras en abundancia o licuarlas para hacer jugo, al cual se le agrega el jugo de dos limones, sin endulzar.
- Como diurético: comer dos o tres peras diariamente estimula la actividad renal.
- Contra problemas de la próstata: prepárese un cocimiento con las hojas, flores y ramas tiernas y bébase tibio varias veces al día.

Perejil (*Petroselinum sativum*) [Parsley]

Descripción: Planta hortense, herbácea y vivaz de la familia de las umbelíferas que llega a medir hasta 70 cm de altura. Sus tallos son ramificados; las hojas, pecioladas, brillantes, dentadas y de color verde oscuro; las flores, blancas o verdosas, y las semillas, ovadas, de color pardo.

Hábitat: Se cultiva en huertos y jardines para uso culinario, aunque también pude crecer de manera silvestre.

Partes utilizadas: Las hojas y la raíz.

Propiedades y modos de empleo:

- Como afrodisíaco: hervir las hojas de perejil con damiana y tomar el cocimiento tibio dos o tres veces al día.
- Como diurético: bébase el cocimiento de la raíz cuantas veces sea necesario hasta sentir mejoría.
- Como emenagogo, para aumentar el flujo menstrual: tomar tres tazas diarias del té de las hojas y la raíz cuatro días antes de que inicie la menstruación.

- Contra manchas de la piel: aplíquese el cocimiento de los tallos y las hojas en las partes afectadas.
- Contra picaduras de insectos, en especial de abejas: aplicarse una cataplasma de las hojas y la raíz sobre las zonas afectadas.
- Contra problemas de la próstata: se come diariamente el perejil en ensalada mezclado con semillas de calabaza.
- Como tónico general y cerebral: bébanse varias tazas del té de las hojas al día. Puede mezclarse con damiana y limón.
- Contra las úlceras de la boca: untar las hojas y tallos humedecidos sobre las áreas afectadas.
- Para eliminar el sarro en los dientes: se machacan las hojas hasta lograr una pasta que se pone en los dientes y muelas, dejando actuar por cinco minutos antes de enjuagarse.

PRECAUCIONES: Las mujeres embarazadas **no deben** excederse en su ingestión porque puede ser abortivo.

NOTA: De manera silvestre crece una plantita muy parecida al perejil, pero que no tiene uso medicinal ni culinario.

PINGÜICA (*Arctostaphylos pungens*) [Pointleaf manzanita]

OTROS NOMBRES: Gayuba de México / Manzanita / Tepeizquitl.

DESCRIPCIÓN: Arbusto de la familia de las ericáceas que alcanza hasta tres metros de altura o de largo porque es también rastrero. Su corteza es rojiza; las hojas son pequeñas, ovaladas, de sabor ácido; el fruto es redondo, rojizo, pequeño y agridulce.

HÁBITAT: Crece silvestre en las regiones serranas y semisecas de Nuevo León y Tamaulipas, así como en algunos estados del Centro y del Altiplano.

PARTES UTILIZADAS: Los frutos y las hojas.

PROPIEDADES Y MODOS DE EMPLEO:

- Como diurético, contra problemas renales, de vejiga y de la vesícula: tómese el cocimiento de los frutos preferentemente o de las hojas como agua de uso. También puede elaborarse un compuesto de pingüica con cola de caballo y cabellos de elote.
- Contra la gonorrea y la leucorrea: hervir un puñado de hojas en medio litro de agua y con el cocimiento lavarse los genitales.
- Contra la hidropesía y problemas de la próstata: bébase como agua de uso el cocimiento de los frutos y las hojas.

Piña (*Bromelia ananas*) [Pineapple]

Otros nombres: Anana / Anona.

Descripción: Planta originaria de América, de la familia de las bromeliáceas. Sus hojas son largas y duras, rígidas, ásperas y extendidas con bordes espinosos. En la parte central superior se localiza el fruto, la piña, de forma ovoide, de color ocre, con cáscara rugosa; su pulpa comestible es amarilla, jugosa, de sabor agridulce.

Hábitat: Se cultiva con fines comerciales en los estados costeños de clima tropical como Veracruz, Guerrero, etc. En el Noreste crece en huertos familiares.

Partes utilizadas: El fruto.

Propiedades y modos de empleo:

- Contra la depresión, contra la artritis, como depurativa, digestiva y diurética, contra problemas hepáticos, la ictericia y fiebres biliosas, contra la hidropesía, para evitar infecciones intestinales, contra la pérdida de la memoria y el agotamiento cerebral y como tranquilizante de los nervios: comer la piña moderadamente. El jugo se recomienda beberlo en grandes cantidades, siendo la primera toma en ayunas.
- Como digestivo: rebánese la piña y sin cáscara caliéntese en el comal. Cómase como postre, principalmente si se ha comido carne muy grasosa.

Observaciones: Si se come la fruta en abundancia llega a escaldar la lengua y la boca, produciendo molestias y llagas bucales.

Precauciones: Cuando se padece de colitis o inflamación intestinal es recomendable no comer piña ni tomar el jugo hasta que los problemas hayan desaparecido.

Nota: De la cáscara de la piña se prepara una bebida fermentada llamada tepache.

Pirul (*Schinus molle*) [Pepper tree]

Otros nombres: Árbol del Perú / Pirú.

Descripción: Árbol de la familia de las anacardiáceas que mide hasta ocho metros de altura. Su tronco es grueso, tortuoso, irregular, con ramillas colgantes; las hojas, que se mantienen verdes todo el año, son compuestas, con hojuelas lanceoladas agudas; las flores, pequeñas y de color amarillento; el fruto es globoso, pequeño y rojizo con una semilla con sabor a pimienta.

Hábitat: Crece en la región Altiplano de Coahuila, Nuevo León, San Luis Potosí; también en el Valle de México y otros estados.

Partes utilizadas: Los frutos, las hojas, la goma o resina del tronco.

Propiedades y modos de empleo:

- Como antipútrido, contra la piorrea y para quitar el pus: se hace una pasta machacando los frutos y se aplica directamente, como emplasto, junto con una pizca de hojas frescas, sobre las partes afectadas.
- Para fortificar los dientes y las encías: se tallan los dientes y las encías con la resina.
- Para aliviar llagas y heridas: se hace un emplasto con la resina sobre las partes afectadas.

Observaciones: En curanderismo, el pirul se utiliza para limpias o barridas contra el mal del susto, el mal de ojo y para quitar la mala suerte. Los curanderos mexicanos lo usan solo o lo acompañan con otras hierbas para tales fines. También se dice que el humo de las hojas secas se utiliza como sahumerio para ahuyentar a los malos espíritus, las envidias y las malas vibraciones.

Precauciones: Por tratarse de una planta tóxica, se recomienda que sólo se use externamente.

Nota: Algunos informantes aseguran que el pirul también se utiliza de manera interna, pero, por razones de toxicidad, no hemos incluido tales usos en esta ficha.

Pitaya (*Hylocercus undatus*) [Pitaya]

Otros nombres: Pitaya orejona / Tasajo.

Descripción: Planta de la familia de las cactáceas. Su tallo espinoso es de color verde pardo; las flores son pequeñas, de aproximadamente 30 cm de diámetro; el fruto, color rojo carmesí y pulpa blanquecina es comestible, aunque su sabor no sea muy dulce.

Hábitat: Crece silvestre en las zonas áridas, como en San Luis Potosí y regiones colindantes del Altiplano. También se cultiva para fines comerciales.

Partes utilizadas: La raíz y el fruto.

Propiedades y modos de empleo:

- Contra la disentería y como diurético: cortar la raíz en trozos y dejarla serenar en agua, al día siguiente se bebe como agua de uso. La primera toma se hace en ayunas.
- Como refrescante: se come la fruta o se hace un licuado de ella.

Observaciones: El nombre de pitaya se le da a muchas cactáceas que producen fruto que no son propiamente tunas (*opuntias* o nopal). El nombre no sólo se da al fruto, sino también a la planta.

Nota: Existe otra variedad con el nombre de pitahaya. La diferencia entre ambas es que ésta es del género *Stenocereus* y la otra del *Hylocereus*. Además, la pitahaya no tiene espinas.

Plátano (*Musa paradisiaca*) [Banana]

Otros nombres: Banana / Banano.

Descripción: Planta de la familia de las musáceas que llega a medir hasta dos y medio metros de altura. Su follaje es verde y abundante; la flor, de color rojo oscuro; los frutos crecen en racimos.

Hábitat: Se cultiva en zonas calientes, tropicales y semitropicales. En el Noreste se siembra ocasionalmente en jardines y huertos.

Partes utilizadas: Los frutos y el látex del tronco.

Propiedades y modos de empleo:

- Para la mayoría de las propiedades señaladas: cómase los plátanos maduros.
- Para detener la diarrea: comer dos o tres plátanos y beber un refresco de cola al mismo tiempo.
- Contra la tuberculosis y la peste blanca: se machaca el tallo para extraer el látex (jugo lechoso), del cual se ingieren cinco copitas diarias.

Observaciones: Las personas con problemas de hipoglucemia deben de comer medio plátano antes de acostarse, pues éste les proveerá del potasio y la azúcar necesaria para dormir bien.

Precauciones: Si se comen los plátanos verdes se corre el riesgo de sufrir cólicos intestinales.

Nota 1: Por su alto contenido de potasio, se recomienda a quienes hacen mucho ejercicio y deporte o que sudan mucho que coman uno o dos plátanos diariamente, o después de haber hecho actividad deportiva, para así reponer la pérdida de potasio y otros minerales.

Nota 2: Existen muchas variedades de plátano: el dominico, el macho, el manzano, etc., las cuales tienen las mismas propiedades.

Nota 3: Hay quienes dicen que el plátano macho es muy pesado de digerir. Esto es un error: lo que sucede es que generalmente se come frito (con arroz o solo) y la combinación del aceite con el plátano es lo que dificulta su digestión.

Poleo (*Hedeoma drummondii Benth*) [Pennyroyal]

Otros nombres: Menta de monte.

Descripción: Planta herbácea que alcanza 25 cm de altura. Su tallo es frágil; las hojas, pequeñas y delgadas, son de color verdoso con aroma a menta; las flores son de color liliáceo.

Hábitat: Crece silvestre en los campos de Coahuila, Nuevo León y Tamaulipas.

Partes utilizadas: Toda la planta, excepto la raíz.

Propiedades y modos de empleo:

- Contra la dispepsia y problemas estomacales: tomar el cocimiento de esta planta junto con manzanilla y/o hierbabuena.
- Como expectoral, contra la tos y el catarro: se bebe un té caliente de las hojas, flores y ramas. Endúlcese con miel de abeja.
- Contra la menstruación retenida: seis veces al día tomar el té mezclado con un poco de vino tinto.
- Para prevenir las picaduras de insectos: remojarse con agua de poleo cuando se va a estar en lugares donde pululan los bichos.
- Como tranquilizante: por su suave acción y aroma es excelente para los bebés. En algunas zonas rurales las madres vierten en el biberón el cocimiento ligero del poleo. También suelen poner ramitas de la planta en la cunita y debajo de la almohada para que, por los efectos de su refrescante aroma, el bebito pueda dormir tranquilamente.
- Para purificar el ambiente y repeler mosquitos: quemar ramitas secas de poleo al interior de la habitación.

Observaciones: Para las personas que sufren de problemas urinarios es recomendable utilizar esta planta en dosis muy pequeñas y por corto tiempo porque puede causar daños al riñón.

Precauciones: Las mujeres embarazadas **no deben** tomar este té durante los meses de gestación porque puede ser abortivo.

Nota 1: Existe otros tipos de poleo, como el poleo americano o hedoma (*Hedeoma pulegiodes*) que está catalogado como tóxico y, por lo tanto, debe evitarse el uso interno de esta variedad.

Asimismo, en el sur del país hay otra variedad de poleo, la *Mentha pulegium* que se utiliza para trastornos digestivos, aunque con las precauciones adecuadas porque su consumo en exceso puede ser tóxico.

Nota 2: En el resto del país, a la mayoría de las variedades de las mentas se le conoce también como poleo

Prodigiosa (*Brickellia cavanillesii*) [Brickellia]

Otros nombres: Ámula / Hámula Monterrey.

Descripción: Planta silvestre de la familia de las asteráceas o compuestas que puede alcanzar dos metros de altura. Su tallo es largo, áspero y rojizo; las hojas son de color grisáceo, de sabor muy amargo; las flores, amarillas.

Hábitat: Crece en las regiones norteñas, principalmente en los campos cercanos a Monterrey y en las faldas de la Sierra Madre Oriental.

Partes utilizadas: Las hojas.

Propiedades y modos de empleo:

- Como antidiabético: antes de cada comida beber un té preparado con cinco gramos de prodigiosa y una pizca de chancarro. La primera toma se hace en ayunas.
- Para la bilis y el hígado: tómese diariamente una taza de té en ayunas.
- Como digestivo: tómese media taza de té antes de cada comida.
- Contra el empacho: a los primeros síntomas bébase una taza bien cargada del té.

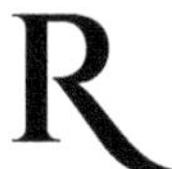

RÁBANO (*Raphanus sativus*) [Radish]

DESCRIPCIÓN: Planta hortícola de la familia de las crucíferas. Su tallo es frágil y velludo; las hojas son ásperas; las flores pueden ser amarillas, blancas o púrpuras. El tubérculo o raíz, de color rojizo y blanco, es muy utilizado en la cocina.

HÁBITAT: Se cultiva en huertos en diversas regiones del país.

PARTES UTILIZADAS: La raíz (el rábano) y las hojas.

PROPIEDADES Y MODOS DE EMPLEO:

- Para estimular la circulación, como depurativo y contra el enfisema: tomar el agua del cocimiento endulzado con miel de abeja; hacerlo varias veces al día.
- Como diurético: bébase como agua de uso el agua donde se han cocido los rábanos (sin sal).
- Contra contusiones provocadas por golpes: aplicar el jugo de las hojas con un poco de sal sobre las partes afectadas.
- Contra la obesidad: tómese un vaso de jugo de naranja con el jugo de seis rábanos antes de cada comida.
- Para quitar las pecas: mezclar el rábano machacado con miel de abeja y aplicárselo sobre los puntos deseados.
- Contra problemas de la tiroides: incluir el rábano en la dieta diaria.

NOTA: En tiendas naturistas venden cápsulas o extracto de rábano negro (*Raphanus sativus L. var. niger J. Kern*) como complemento alimenticio utilizado para desintegrar los cálculos biliares, como desintoxicante hepático y para prevenir enfermedades cardiovasculares.

PRECAUCIONES: Evite comer los rábanos en exceso, pues son de difícil digestión y, además, pueden producir eructos un tanto fétidos.

Real de oro (*Achillea millefolium*) [Milfail / Yarrow]

Otros nombres: Hierba meona / Milenrama / Plumajillo.

Descripción: Planta herbácea de la familia de las asteráceas o compuestas. Sus hojas son alternas, vellosas y aromáticas, pero de sabor muy amargo; las flores crecen en cabezuelas con las lígulas blancas.

Hábitat: Se cultiva para ornato en diversas regiones del país; en el Noreste se le encuentra principalmente en Coahuila.

Partes utilizadas: Las hojas.

Propiedades y modos de empleo:

- Contra cólicos y dolor estomacal: tomar dos o tres tazas diarias del té, una antes de cada comida.
- Como cordial o tónico cardíaco: hervir las hojas en medio litro de agua y beber tres tazas del cocimiento por siete días.
- Contra las paperas y la varicela: el cocimiento se toma caliente, tres veces al día hasta haber sanado.

Precauciones: Beber el té de Real de oro interfiere con la absorción de hierro y otros minerales, por lo que se recomienda ingerir suplementos de éstos cuando se esté siguiendo un remedio con esta planta.

Repollo (*Brassica oleracea*) [Cabbage]

Otros nombres: Col / Colinabo.

Descripción: Planta hortícola de la familia de las crucíferas. Sus hojas onduladas crecen una sobre otra, para formar un cogollo un tanto compacto de color verde claro o blanco verdusco; las flores son pequeñas, amarillentas o blancas; el fruto es alargado, de cinco a siete centímetros, con numerosas semillas oscuras.

Hábitat: Se cultiva en huertos de hortaliza en todo el país.

Partes utilizadas: Las hojas.

Propiedades y modos de empleo:

- Contra el asma, el catarro y la ronquera: tómese diariamente el cocimiento del repollo.
- Contra dolores de las articulaciones: aplicar cataplasmas de las hojas hervidas sobre las partes doloridas.
- Contra el dolor de cabeza: se unta un poco de su jugo en las sienes y se dan masajes ligeros.
- Contra el cáncer estomacal: cómase el repollo fresco o hervido diariamente.

- Para expulsar las lombrices: bébanse en ayunas tres cucharadas de jugo de repollo, por tantos días como sea necesario, hasta que los análisis clínicos muestren que ya no hay bichos en el intestino.
- Contra el tabaquismo: tomar un cuarto de vaso del extracto de las hojas dos veces al día, uno en ayunas y el otro con la cena.

OBSERVACIONES: Cuando se padece de gases intestinales, es preferible evitar esta verdura porque los produce en mayores cantidades.

RETAMA (*Parkinsonia aculeata*) [Palo verde / Retama]

OTROS NOMBRES: Retama de cerda.

DESCRIPCIÓN: Árbol de la familia de las fabáceas que mide hasta cuatro metros de altura. Sus hojas son delgadas y alargadas; las flores, amarillas y aromáticas.

HÁBITAT: Crece silvestre en el norte y centro del país.

PARTES UTILIZADAS: Las hojas.

PROPIEDADES Y MODOS DE EMPLEO:

- Contra la epilepsia: tomar diariamente tres o cuatro tazas de la infusión de las hojas.
- Para quitar las fiebres: durante el día bébanse traguitos del cocimiento caliente de las hojas.
- Como sudorífico: antes de acostarse tómese una taza bien cargada del cocimiento caliente de las hojas. Después hay que arroparse bien en la cama.

PRECAUCIONES: Las mujeres embarazadas deben abstenerse de ingerir el cocimiento de la retama porque puede provocar el aborto.

NOTA: Diversos tratados de herbaria mencionan a la retama con otros nombres científicos, tales como: *Cassia emarginata* o *Spartium junceum*, las cuales tienen usos diferentes a los descritos en esta ficha.

RICINO (véase **HIGUERILLA**)

ROMERO (*Rosmarinus officinalis*) [Rosemary]

DESCRIPCIÓN: Arbusto semileñoso de la familia de las labiadas o lamiáceas que llega a medir hasta dos metros de altura. Sus hojas aromáticas son opuestas, gruesas, lineares, de color verde oscuro en la cara superior y blanquecino en la cara inferior; las flores labiadas son de color azul, lila o rosado.

Hábitat: Crece y se cultiva en diversas regiones del país.
Partes utilizadas: Toda la planta.
Propiedades y modos de empleo:

- Contra los reumas, los dolores de cabeza y las migrañas: darse fomentos con la infusión de la planta sobre las partes doloridas. También beber el té de romero mezclado con salvia.
- Contra la caída del cabello: macerar el romero en alcohol de 96° y dejarlo reposar por una semana. Después, con el compuesto, darse masajes sobre el cuero cabelludo.
- Contra la ciática: darse masajes con el aceite de romero a lo largo de las zonas doloridas.
- Contra la colitis: además de tomar dos tazas diarias del té, también se pueden dar fricciones con el aceite sobre las áreas inflamadas del colon.
- Como digestivo y emenagogo: antes de cada comida bébase una taza del cocimiento de la planta.
- Contra el enfisema y la hipertensión: tomar el té tres veces diarias, una hora antes de cada comida.
- Para desinflamar los golpes, contusiones y quitar los moretones: se hierve la planta y se aplica en fomento, o como emplasto, sobre las partes afectadas.
- Para fortificar los dientes y contra el dolor de muelas: se hacen buches con el cocimiento de la planta.
- Contra los hongos en las uñas: sumergir por diez minutos las zonas afectadas en el cocimiento tibio de la planta.
- Contra el dolor de ojos y debilidad visual: usar el cocimiento de las hojas como colirio, aplicando una gotita en cada ojo. También se pueden humedecer unos algodones con el cocimiento de las hojas y se aplican sobre los párpados por diez minutos.
- Como tónico cerebral: beber el té dos veces al día, uno en ayunas y otro después de cenar. Puede combinarse con damiana.
- Para lavados vaginales: hiérvase un manojo de la planta en dos litros del agua y se hacen los lavados con el cocimiento tibio.

Observaciones: En curanderismo, el romero es una de las plantas esenciales en las limpias o barridas para curar de susto y quitar la mala suerte. Suele utilizarse con otras hierbas en ramo como el pirul y la ruda

Precauciones: Por tratarse de una planta abortiva, las mujeres embarazadas, o que pretenden embarazarse, deben abstenerse de ingerirla.

Rosa de Castilla (*Rosa centifolia*) [Native rose]

Otros nombres: Rosa silvestre

Descripción: Arbusto perteneciente a la familia de las rosáceas, esta es una de las plantas de ornato más conocidas en el mundo por sus flores perfumadas, que pueden ser de diversos colores: rojos, rosas, amarillos, blancos, o inclusive combinados.

Hábitat: Se cultiva para ornato en los jardines del país. Algunas variedades se cultivan para fines comerciales, mientras que otras crecen de manera silvestre.

Partes utilizadas: Los pétalos.

Propiedades y modos de empleo:

- Para estimular la circulación: cada tercer día tómese en ayunas una infusión de los pétalos, sin endulzar.
- Contra cólicos y empacho: beber una taza del cocimiento de los pétalos secos. A los niños se les da el mismo remedio, pero diluido.
- Como laxante: tomar el cocimiento concentrado de los pétalos frescos.
- Como colirio, contra la conjuntivitis y los ojos irritados: hacer un cocimiento de los pétalos y aplicarlo en los ojos.
- Para ayudar a los niños a digerir la leche: en el biberón con leche póngase una cuarta parte del té de los pétalos y endulzar con miel de abeja.
- Como tranquilizante y para disminuir el estrés: hágase un cocimiento de los pétalos con flor de azahar y tómese tres o cuatro tazas diarias, según sea el grado del estrés.
- Como vulneraria, para curar llagas y heridas: aplicarse el cocimiento de los pétalos en las partes afectadas.

Ruda (*Ruta graveolens*) [Fringed rue / Herb-of-grace]

Descripción: Planta herbácea perenne de la familia de las rutáceas que crece hasta un metro de altura. Sus tallos son ramosos; el follaje es de color verde azulado y tiene olor un tanto fuerte y hasta desagradable; las flores son amarillas.

Hábitat: Se cultiva en huertos y jardines de todo el país.

Partes utilizadas: Las hojas y las flores.

Propiedades y modos de empleo:

- Contra problemas auditivos: poner hojas frescas en los oídos.
- Para cortar la cruda o resaca: tomar una taza caliente y muy cargada del cocimiento de las hojas. («Ruda para la cruda» es un dicho muy popular).
- Contra la histeria: beber un té ligero de las hojas y flores y luego bañarse con el cocimiento restante.
- Para quitar el mal aliento: además de tomar un té ligero de esta planta en ayunas y antes de acostarse, también se pueden hacer gárgaras y buches con el cocimiento tibio a cualquier hora del día.
- Contra la menstruación retenida: prepárese un té con una pizca de hojas de ruda y con orégano y se beben tres tazas diarias hasta que se normalice la menstruación.
- Contra mordeduras de serpiente: después de extraer el veneno se aplica un emplasto de ruda sobre el área afectada e ir al médico inmediatamente.

Observaciones: Al igual que el romero y el pirul, la ruda también se utiliza para barridas, para curar de susto, contra las envidias y para quitar la mala suerte.

Precauciones: Por ser abortiva, se recomienda que las mujeres embarazadas se abstengan de ingerir la infusión de esta planta.

Asimismo, dado que esta planta en dosis altas es tóxica, es recomendable tomarla con prudencia, en cantidades pequeñas y cocimientos muy ligeros o no ingerirla.

Nota: En otros tratados de herbaria se menciona a la ruda con el nombre científico de *Ruta chalepensis*.

S

Sábila (véase **Zábila**)

Sacasil (*Echinocereus poselgeri / Wilcoxia poselgeri*) [Pentocereus]

Descripción: Planta espinosa, carnosa, perteneciente a la familia de las cactáceas. Crece en brotes de hasta 120 cm de largo en forma de bulbos con punta cilíndrica; las flores, en forma de embudo, son de color magenta; el fruto es ovoide, de color verde oscuro o marrón y se presenta cubierto de pelusilla o de aspecto lanoso y espinas; no es comestible.

Hábitat: Crece en lugares desérticos del país.

Partes utilizadas: Toda la planta.

Propiedades y modos de empleo:

- Contra fracturas: se machaca la planta hasta que queda una pasta que se aplica como emplasto, se venda y luego se entablilla el hueso fracturado.

Nota 1: Cuando se presenta una fractura o esguince es importante el acudir con un traumatólogo.

Nota 2: Esta planta está protegida bajo la Norma Oficial Mexicana 059 de la semarnat.

Salvado [Wheat bran]

Descripción: Es la cáscara del trigo (*Triticum sativum*) que contiene gran cantidad de fibra y es el cereal más utilizado en el mundo.

Propiedades y modos de empleo:

- Contra el cáncer en el estómago, la candidiasis, la esclerosis; el estreñimiento, problemas de digestión, la hipoglucemia, la intoxicación por cadmio y mercurio y contra la obesidad: comer diariamente el salvado, en la mañana y en la noche, de preferencia acompañado con granola, yogur y endulzado con miel de abeja.

- Contra la disentería: hervir el salvado de trigo y semillas de linaza en dos litros de agua, colarlo y aplicarse el cocimiento en lavativa por diez o quince minutos.
- Contra neuralgias: hervir el salvado y ponerlo tibio como emplasto o como chiqueadores sobre las sienes o sobre las partes doloridas.
- Para desinflamar los pechos: aplicar una cataplasma del salvado con ruda y vinagre sobre la hinchazón.
- Contra erupciones ligeras de la piel: lavarse con la mezcla de salvado y agua destilada o purificada.
- Contra los dolores reumáticos: poner a calentar en agua una buena ración de salvado y aplicarse como emplasto en los lugares doloridos.

Observaciones: Existen muchos cereales industriales, como los hechos a base de salvado, los cuales son buenos para mejorar la digestión y limpiar el tracto digestivo. Por su riqueza en fibra se recomienda consumir por lo menos una cucharada de este cereal cada mañana para tener una buena digestión. Para mejores resultados acompáñese con cápsulas de acidófilos, de basílicos o de lactobasilos.

Precauciones: Comer salvado crudo en abundancia puede causar problemas de irritación e inflamación en el estómago. Las personas con problemas de colitis deben prescindir del salvado, hasta que mejoren sus síntomas. Véase también **Trigo**.

Salvia (*Salvia officinalis*) [Sage]

Descripción: Planta herbácea, perenne, perteneciente a la familia de las lamiáceas, que crece hasta 70 cm de altura. El tallo es cuadrangular y velloso, de color verde pardo; las hojas son aovadas, vellosas y muy aromáticas, las florecillas pueden ser blancas o violetas con un cáliz púrpura.

Hábitat: Crece silvestre en las zonas áridas del Noreste.

Partes utilizadas: Hojas y ramas.

Propiedades y modos de empleo:

- Para oscurecer el cabello y prevenir su caída: se dan fricciones en el cuero cabelludo con el jugo de las hojas. También se hacen enjuagues con el té tibio después de haberse lavado el cabello con champú.

- Para limpiar la dentadura y quitar el mal aliento: se mastican y se tallan los dientes con las hojas.
- Como diurético: se hierven varios litros de agua con abundantes hojas de salvia y se toma tibio como agua de uso.
- Contra el dolor de cabeza y la migraña: se prepara un té de las hojas de salvia mezcladas con hierba del gato y se bebe caliente; las mismas hojas, ya hervidas, se aplican como chiqueadores. También el té se puede mezclar con romero.
- Contra hemorragias: se calientan las hojas en agua y se ponen como cataplasma sobre la parte dañada.
- Contra problemas hepáticos: hágase una infusión de salvia mezclada con boldo y cenizo y tómense tres tazas diarias, la primera en ayunas.
- Contra los hongos en las uñas: por diez minutos se sumergen las uñas afectadas en el cocimiento tibio.
- Contra la indigestión: tomar la infusión de la planta a los primeros síntomas.
- Durante la menopausia: cuando la mujer entra en esta etapa de su vida, se le recomienda beber el té tres veces al día.
- Para aliviar los dolores previos al parto y para ayudar durante el parto: tomar el té caliente en abundancia.
- Contra el mal de Parkinson: bébase en infusión tibia tres veces diarias.
- Contra problemas mentales y como relajante: se toma el té caliente cuando surgen esos estados emocionales.
- Para problemas relacionados con el Síndrome de Down y el retraso mental: a las personas con estos problemas se les da a tomar el té de esta planta diariamente. Puede combinarse con damiana.
- Contra la tos: hacer una mezcla hervida de salvia, limón y jengibre y beberla caliente tres veces al día, la última una hora antes de acostarse.

Observaciones: En los ranchos y zonas rurales, las madres, además de amamantar a los bebés, les dan té de salvia, pues éste los hace crecer robustos y chapeados.

También las hojas son utilizadas como condimento en la cocina rural.

Precauciones: Las mujeres embarazadas deben evitar ingerir el té de esta planta porque puede ser abortivo.

Nota 1: Como «salvia» se les conoce a muchas plantas del mismo género. En el país hay registradas 27 variedades distintas.

Nota 2: Se usa como sahumerio para ahuyentar los mosquitos quemando las hojas secas en un brasero. El humo, de igual forma, por su aroma es relajante y armoniza el ambiente, ayudando a la meditación.

Nota 3: En curanderismo, el humo de la salvia se utiliza para realizar limpias o barridas y quitar la mala suerte.

Sandía (*Citrallus lanatus*) [Watermelon]

Descripción: Planta rastrera o trepadora, anual de la familia de las cucurbitáceas. Sus largos tallos son pilosos; las hojas, ásperas de cinco lóbulos; las flores, grandes y de color amarillo. El fruto, que puede pesar hasta cuatro kilos, es grande, ovoide, jugoso, color verde al exterior y rojo al interior, con numerosas semillas color negro o blanco que son ricas en vitamina E.

Hábitat: Se cultiva para fines comerciales o consumo familiar.

Partes utilizadas: El fruto.

Propiedades y modos de empleo:

- Contra problemas de ácido úrico, gota y reumáticos y como depurativo: beber el agua de sandía licuada con jugo de limón.
- Para evitar el endurecimiento de las arterias y trombosis, así como diurético: comer la sandía en buenas cantidades, así como tomar el jugo sin endulzar.
- Contra quemaduras causadas por el sol: aplicar por 20 minutos o más la parte interna (color blanco) de la cáscara sobre la piel afectada para rehidratarla.
- Como vermífugo, contra parásitos intestinales: cómase en ayunas una o dos cucharaditas de las semillas molidas.

Precauciones: Se dice que no es recomendable mezclar la sandía con bebidas alcohólicas (incluyendo la cerveza), dado que puede provocar trastornos digestivos.

Véase, además, las Observaciones en la ficha del **Melón**.

Sangre de drago (*Jatropha dioica*) [Rubber plant]

Otros nombres: Drago / Sangre de dragón / Sangre de grado / Tallo sangrante.

Descripción: Arbusto de la familia de las euforbiáceas que crece hasta 70 cm de altura. Sus tallos, gruesos y oscuro rojizo, producen una resina blancuzca; las hojas son pequeñas; las flores crecen en primavera, de un color rosa pálido; la raíz, generalmente muy adherida a la tierra pedregosa, es larga y de ella se extrae un látex rojizo, del cual la planta toma su nombre.

HÁBITAT: Crece silvestre en Nuevo León, Tamaulipas y el Altiplano potosino y también en el centro del país.

PARTES UTILIZADAS: Las raíces, los tallos y las hojas.

PROPIEDADES Y MODOS DE EMPLEO:

- Como astringente: tómese el cocimiento de la raíz.
- Para evitar la caída del cabello: macerar trozos de la raíz en agua y alcohol de 96°. Después, diariamente darse fricciones en el cuero cabelludo con el compuesto y luego lavarse la cabeza con un champú o jabón neutro.
- Para teñir de negro el cabello canoso: se pone el tallo y las hojas en agua tibia, se deja serenar toda la noche y se lava el cabello cano por varios días hasta que toma un tono oscuro.
- Para fortificar los dientes: hacer buches de la infusión de la raíz. Y también mascar los tallos.
- Contra las hemorroides: aplicarse el jugo de los tallos sobre las partes afectadas.
- Contra los flujos vaginales: prepárese un cocimiento de los tallos y con él lavarse cuando sea necesario.
- Contra problemas de la piel y hongos: lavarse con el cocimiento de la raíz y después aplicarse el jugo del tallo.
- Contra la psoriasis y enfermedades del cuero cabelludo: se lava la cabeza con el cocimiento hervido de la raíz. También se aplican las hojas como cataplasma sobre las partes afectadas.

SAUCE (*Salix sp.*) [Willow]

DESCRIPCIÓN: Árbol de la familia de las salicáceas que llega a medir hasta 15 m de altura. Su tronco es duro y el color depende de la variedad, puede ser blanco, negro o de tonalidades intermedias; de la corteza se extrae la salicina, que es muy utilizada en tenería; las hojas son alternas y grandes; las flores, en amentos, son unisexuales; el fruto tiene forma de cápsula, y las semillas están recubiertas de pelillos tipo algodón.

HÁBITAT: Crece a la orilla de ríos y lagunas y en parques y jardines.

PARTES UTILIZADAS: La corteza y las hojas.

Propiedades y modos de empleo:

- Contra la acidez estomacal: tomar una taza de la infusión de la corteza después de cada comida.
- Como anafrodisiaco, contra la ninfomanía, priapismo, satiriasis: beber el jugo de las hojas tantas veces como sea necesario hasta que se vean los resultados de mejoría.
- Contra la diarrea crónica: moler la corteza y mezclar el polvo en vino de mesa y tomar una copita, o más si es necesario.
- Contra el lumbago: además de tomar el té de la corteza, aplíquense fomentos con el mismo cocimiento sobre las partes doloridas de la espalda.
- Contra úlceras y llagas en la piel: moler la corteza y espolvorear las partes afectadas con el polvo resultante.
- Para quitar las verrugas: frotarlas con una pasta que se prepara con el polvo de la corteza molida mezclado con vinagre.

Saúco (*Sambucus mexicana*) [Elderberry / Sambucus]

Otros nombres: Sauco.

Descripción: Árbol o arbusto de la familia de las adoxáceas que mide entre tres y seis metros de altura, aunque si las condiciones son óptimas puede alcanzar los 12 m. El tallo es duro y su madera se utiliza en ebanistería; las hojas son pinnadas presentando entre 5 y 9 folíolos; las flores, de color crema o blanco y abren antes de empezar el verano; los frutos son bayas que crecen en grupo, de color negro, azul o rojo profundos.

Hábitat: Crece en los estados del norte y centro del país.

Partes utilizadas: Raíz, hojas y flores.

Propiedades y modos de empleo:

- Contra la acidez estomacal: tomar por varios días la infusión de la raíz, dos o tres tazas diarias, hasta sentir mejoría.
- Como desinflamante: se aplican fomentos del cocimiento de las flores sobre las partes afectadas.
- Como estimulante: beber el jugo de la raíz y las hojas como agua de uso. El jugo se obtiene machacando la planta con un poco de agua.
- Contra gripes, resfriados, tos y para cortar la fiebre: tomar tres tazas diarias del té caliente de las flores y arroparse bien, dado que este remedio es sudorífico.
- Durante la convalecencia por sarampión o escarlatina: bébase

el cocimiento caliente de la raíz, flores y hojas; hacerlo por la noche cuando ya se está en la cama dispuesto a dormir.

PRECAUCIONES: Aunque las bayas son muy utilizadas para preparar mermeladas cuando están maduras y cocinadas, hay que evitar comerlas crudas porque pueden ser tóxicas.

SEN (*Senna bicapsularis*) [Cassia / Senna]

OTROS NOMBRES: Hoja sen / Hoja de sen.

DESCRIPCIÓN: Arbusto de la familia de las fabáceas que alcanza un metro y medio de altura. Sus hojas están compuestas por folíolos angostos y redondos de color amarillento o verde pálido; las flores son de color amarillo y presentan cinco pétalos.

HÁBITAT: Crece en el sureste del país.

PARTES UTILIZADAS: Las hojas.

PROPIEDADES Y MODOS DE EMPLEO:

- Contra problemas generales del colon: además de beber una taza de té caliente por la mañana y otra por la noche, se pueden aplicar lavativas con el cocimiento. La lavativa se deja por cinco minutos como máximo y luego se expulsa.
- Como laxante: se prepara una infusión concentrada y se toma hasta que produzca los efectos deseados.

OBSERVACIONES: Por ser uno de los laxantes más conocidos, es fácil adquirirlo en tabletas u otras presentaciones, en farmacias o tiendas naturistas.

NOTA 1: Existen otras especies de Sen con propiedades similares, la *Senna alexandrina* y la *Cassia officinalis*.

NOTA 2: Debido a su nombre muy similar, es común que se confunda con la **HOJASÉ** (*Fluorensia cernua*), aunque ambas tienen algunas propiedades similares.

SIEMPREVIVA (*Sempervivum tectorum*) [Houseleek]

OTROS NOMBRES: Siempreviva de los tejados.

DESCRIPCIÓN: Plantita perenne de la familia de las crasuláceas que llega a medir hasta 60 cm de diámetro. Sus hojas crecen en forma de roseta, son planas, gruesas y jugosas, de color verde azulado; las flores son amarillas o blancas.

HÁBITAT: Crece silvestre en sitios pedregosos, peñas, tejados, y se cultiva en jardines y macetas de casi todo el país.

PARTES UTILIZADAS: Las flores y las hojas.

PROPIEDADES Y MODOS DE EMPLEO:

- Contra los callos y la erisipela: aplicar el jugo de las hojas sobre las partes afectadas.
- Como carminativo, contra gases y cólicos: beber el cocimiento de las flores hasta que pasen las molestias.
- Para aliviar llagas gangrenosas, quemaduras y abscesos: aplicarse en las partes afectadas el jugo de las hojas solo o combinado con aceite de almendras.
- Para el tratamiento de las úlceras: se toma en infusión ligera dos o tres veces al día.

NOTA: Existen alrededor de 30 especies de siempreviva, a las cuales se les atribuyen propiedades similares.

SIMONILLO (*Conyza filaginoides*) [Conyza]

OTROS NOMBRES: Hierba amarga.

DESCRIPCIÓN: Planta herbácea anual de la familia de las compuestas que alcanza 60 cm de altura. Su tallo y las hojas presentan pelillos con aspecto lanoso de color verde grisáceo; las flores son de color blanco verdoso.

HÁBITAT: Crece silvestre en varios estados del centro y centro-norte del país.

PARTES UTILIZADAS: Toda la planta, excepto la raíz.

PROPIEDADES Y MODOS DE EMPLEO:

- Para problemas del hígado, de la bilis y la ictericia: tómese en ayunas una taza de la infusión sin endulzar; hágase de siete a diez días, suspenda una semana y de ser necesario repeta otros siete días.
- Como emoliente y humectante, contra problemas de piel reseca: además de tomarlo caliente en infusión, también se lavan las partes afectadas con el cocimiento de la planta.
- Contra problemas del colon o intestino grueso: se hierve una pizca de hojas en un litro de agua y cuando esté tibia se aplica como lavativa.

PRECAUCIONES: El sabor del té es muy amargo. El uso prolongado puede causar irritación al estómago.

NOTA: Otros tratados de herbaria mencionan al simonillo con el nombre científico de *Laennecia filaginoides* y también con el nombre común de zacatechich.

Soya (*Glycine max*) [Soya bean / Soybean]

Otros nombres: Frijol de soya / Soja.

Descripción: Planta leguminosa de la familia de las fabáceas que puede alcanzar un metro de altura y tiene la peculiaridad de tardar un día en germinar. Sus tallos, hojas y vainas están recubiertos por pelillos; las hojas son trifoliadas y caen antes de que maduren las semillas; las flores nacen pegadas a las hojas y pueden ser de color blanco, púrpura o rosa. El fruto crece en vaina y dan entre tres y cinco semillas.

Hábitat: Se cultiva en varias regiones de las zonas agrícolas y ganaderas del país, incluyendo Tamaulipas.

Partes utilizadas: Los granos y la lecitina derivada de su aceite.

Propiedades y modos de empleo:

- Para reducir el colesterol malo (LDL), mejorar la memoria, quemar el exceso de grasa, contra la intoxicación por aluminio o insecticidas y bajar la presión arterial: ingerir una o dos cápsulas de la lecitina de soya cada mañana. Cambiar la dieta de leche de vaca por leche de soya es también muy benéfico para estos casos.
- Como emoliente, contra la resequedad de la piel: ingiéranse todas las mañanas de dos a cuatro cápsulas de lecitina, una de aceite de germen de trigo y una de vitamina E.
- Como auxiliar durante la menopausia: cuando empiezan a tenerse los síntomas climatéricos se recomienda incluir soya en la dieta diaria. Durante la menopausia el consumo de soya ayuda contra los trastornos propios como son los mareos, la sudoración y los estados depresivos.

Observaciones: La soya es hoy en día muy usada por ser rica en proteínas y por sus propiedades alimenticias. Con ella se producen imitaciones de carnes, leche y otros productos. La leche de soya es excelente para los bebés lactantes que no toleran la leche de origen humano, así como para la gente que no tolera la leche de origen animal y la lactosa. Además, es un suplemento alimenticio muy benéfico por contar con muchas de las características de la leche de vaca, pero sin las grasas que provocan distintos problemas digestivos, principalmente en los adultos.

Toronjil

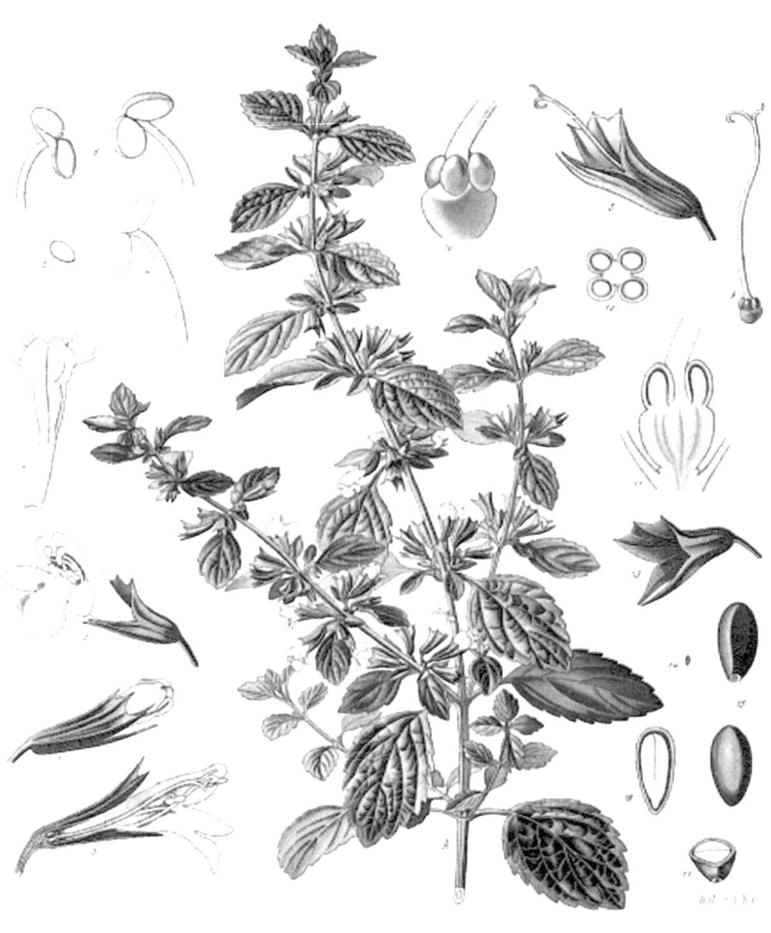

De Franz Eugen Köhler, Köhler's Medizinal-Pflanzen - List of Koehler Images, Dominio público, https://commons.wikimedia.org/w/index.php?curid=255373

T

Tamarindo (*Tamarindus indica*) [Tamarind tree]

Descripción: Árbol tropical de la familia de las fabáceas, de crecimiento lento que alcanza 30 m de altura. Su copa siempre verde tiene hojas alternas y pinnadas; las flores crecen en racimos con pétalos amarillos; el fruto es considerado una legumbre de hasta 20 cm de largo, de pulpa carnosa y crece en forma de vaina, con cascarilla exterior y una o dos semillas al interior. Por su sabor agridulce se utiliza como condimento y con él también se elaboran dulces y golosinas.

Hábitat: Originario de Asia, se cultiva en lugares cálidos y tropicales de nuestro país.

Partes utilizadas: El fruto y las hojas

Propiedades y modos de empleo:

- Contra el escorbuto: cómase la pulpa o bébase el agua donde fueron hervidos los tamarindos, acompañada con vitamina C.
- Para cortar las fiebres: se hace una infusión de las hojas y se toma caliente, sin endulzar.
- Como diurético y refrescante: tómese como agua de uso el cocimiento un poco concentrado y endulzado con miel de abeja. También cómase la pulpa.
- Contra problemas biliares y hepáticos: déjese remojar la pulpa toda la noche; después prepárese una pasta con ella y cómase. También se puede tomar la misma agua del remojo.
- Como laxante: dejar remojando toda la noche unos 60 gr de tamarindo en una taza con agua, al día siguiente retirar las semillas, licuar la pulpa con la misma agua y beber el contenido. En poco tiempo surtirá el efecto deseado.
- Como purgante: hacer la misma operación de laxante, pero con 100 gr de pulpa.

Observaciones: El tamarindo mezclado con sal y limón pierde sus propiedades diuréticas. Si se mezcla con azúcar, pierde sus efectos curativos. Al mezclarse con chile, éste aumenta sus propiedades.

PRECAUCIONES: Comer tamarindo en exceso tiende a provocar dolores en los dientes, sin que esto sea grave. Simplemente déjense de comer por varios días hasta que los síntomas pasen.

NOTA: En países como la India se utiliza el tamarindo en la cocina para preparar salsas y otros platillos.

TARAY (véase **PALO AZUL**)

TÉ LIMÓN (véase **ZACATE LIMÓN**)

TEJOCOTE (*Crataegus mexicana*) [Mexican hawthorn]

OTROS NOMBRES: Manzanita / Tejocote ameco / Tejocotl.

DESCRIPCIÓN: Árbol espinoso de la familia de las rosáceas que mide hasta diez metros de altura. Su tronco y ramas son espinosos; las hojas, dentadas, semiperennes; las flores solitarias, de color blanquecino y de olor desagradable; la fruta es una drupa pequeña, aromática, de color amarillento, con un sabor agridulce.

HÁBITAT: Crece silvestre y se cultiva en zonas templadas del país.

PARTES UTILIZADAS: El fruto, la raíz y la corteza.

PROPIEDADES Y MODOS DE EMPLEO:

- Para adelgazar: antes de cada comida tómese un vaso del cocimiento de la raíz de tejocote mezclado con la raíz de cocolmeca, la raíz de lima y el jugo de un limón.
- Como diurético, contra problemas de las vías urinarias: beber la infusión de la raíz y la corteza.
- Contra la tos: tomar el té caliente de los frutos y la raíz.

NOTA: El tejocote es muy utilizado en época navideña como complemento en los tradicionales ponches.

TEPEZCOHUITE (*Mimosa tenuiflora*) [Sensitive plant]

OTROS NOMBRES: Catinga / Jurema.

DESCRIPCIÓN: Árbol de la familia de las fabáceas de corteza espinosa que alcanza ocho metros de altura. Sus hojas son viscosas; las flores crecen en espigas de hasta más de seis centímetros de largo. Es muy apreciado y famoso por los poderes curativos de su corteza.

HÁBITAT: Se cultiva en el sur y sureste del país.

PARTES UTILIZADAS: La corteza.

Propiedades y modos de empleo:

- Contra quemaduras leves: la corteza, hecha polvo, se aplica en las áreas quemadas.
- Para restituir la epidermis: cuando se haya sanado de las quemaduras se continúa aplicando el polvo de tepezcohuite sobre las zonas afectadas hasta sentir mejoría. Para obtener mejores resultados se mezcla el polvo de esta planta con zábila y juntos se aplican sobre las partes afectadas.

Precaución: Cuando se sufren quemaduras graves, de segundo o tercer grado, es imperante acudir al médico para ser tratado de inmediato. Posteriormente, cuando hay mejoría de las quemaduras se puede usar el tepezcohuite para restituir la epidermis.

Tianguis (*Alternanthera repens*) [Chafflower]

Otros nombres: Tianguispepela / Verdolaga de puerco / Verdolaga cimarrona.

Descripción: Planta herbácea, rastrera, de la familia de las amarantáceas que alcanza 35 cm de altura. Su tallo está recubierto de hojas ovales; las flores son pequeñas, de color blanco.

Hábitat: Crece como maleza en las regiones de la Mesa Central y el Altiplano.

Partes utilizadas: Toda la planta.

Propiedades y modos de empleo:

- Como antiparasitaria y depurativa: prepárese un té con una pisca de la raíz y déjese reposar. Luego se bebe dos o tres veces al día, por una semana como máximo.
- Contra la fiebre: se toma caliente la infusión de la planta endulzada con miel de abeja.
- Contra el mal de aire: aplicar las hojas remojadas en agua caliente sobre el área afectada.

Nota: Existe otra especie, la Castellano o Sangradera (*Alternanthera carascasana*) [Khakiweed] que tiene propiedades similares.

Tila (*Tilia sp.*) [Littleleaf linden]

Otros nombres: Flor de tila / Tilia / Tilo.

Descripción: Árbol de la familia de las malváceas que llega a sobrepasar los 30 m de altura. Su tronco es grueso y recto, con corteza color cenizo; la madera, blanca y blanda; las hojas aserradas tienen forma de corazón; las flores amarillentas y aromáticas son de cinco pétalos; el fruto es pequeño, redondo y velloso.

Hábitat: Se cultiva en zonas templadas del centro del país. Existen otras especies en el Noreste como la *Tilia pringlei*, que crece en el centro de Nuevo León; la *Tilia florindana*, en Galeana, N.L. y la *Tilia coahuilana*, en El Carmen, Coahuila.

Partes utilizadas: La flor.

Propiedades y modos de empleo:

- Contra la bronquitis, tos y resfriados: háagase una infusión con las flores y una vez caliente agréguesele el jugo de un limón y endúlcese con miel de abeja.
- Como tranquilizante y sedante: beberla en té dos o tres veces por día. También se le puede agregar azahar y damiana endulzándose al gusto. Tomar un té de tila una hora antes de acostarse provoca poder dormir tranquilamente por toda la noche.

Tlanchalagua (*Erythrea tetramera*) [Dwarf Mexican marigold / Khaki bush]

Otros nombres: Cachen / Chanchalagua / Escobilla.

Descripción: Planta de la familia de las gencianáceas que llega a medir medio metro de altura. Sus ramas son cilíndricas; las hojas, de color verde pálido; la flor, de color rosado, concentra la mayor parte de sus principios de sabor amargo.

Hábitat: Crece en el Altiplano y el centro del país.

Partes utilizadas: Las ramas y las hojas.

Propiedades y modos de empleo:

- Como aperitivo: hágase una infusión con las flores y bébase una taza media hora antes de comer.
- Como diurético y para perder peso: tomar un vaso del cocimiento de la planta antes de cada comida. También puede hacerse una mezcla con la raíz de cocolmeca, raíz de lima y pingüica.
- Contra infecciones causadas por llagas y heridas: poner un emplasto tibio con las hojas y las flores sobre las partes afectadas.

Nota: Existen otras plantas con el mismo nombre común, son de la familia de las asteráceas o compuestas y poseen las mismas propiedades y usos medicinales.

Tomate (*Solanum lycopersicum*) [Tomato]

Otros nombres: Jitomate.

Descripción: Planta hortense de la familia de las solanáceas que mide hasta 70 cm de altura. Sus tallos son largos y están recubiertos de vellos; las hojas son compuestas, generalmente de cinco puntas; las flores son de color amarillo; el fruto, muy popular en la cocina mexicana por utilizarse como verdura, es globoso, de color rojo y muy jugoso.

HÁBITAT: Originario de México, se cultiva por doquier.

PARTES UTILIZADAS: El fruto.

PROPIEDADES Y MODOS DE EMPLEO:

- Contra la anemia y el raquitismo: se recomienda comer mucho tomate y beber su jugo por igual.
- Contra los espasmos: cómase el tomate crudo con azúcar moscabado por la mañana y por la noche después de cenar, hasta que desaparezcan las molestias.
- Contra las inflamaciones: aplicarse rodajas de tomate sobre las partes afectadas.
- Contra problemas del hígado: úntense tomates maduros con un poco de aceite de almendras. sobre la región hepática
- Contra las paperas: poner en un lienzo el puré de tomate y aplicarlo sobre las zonas inflamadas.
- Contra afecciones de la piel: untar el tomate verde con un poco de sal en las partes afectadas.
- Contra quemaduras e insolación: se aplica el jugo de tomate fresco sobre los lugares irritados para rehidratar la piel. También se aplican como emplasto las rodajas de tomate sobre las partes afectadas.

TOMILLO (*Thymus vulgaris*) [Thyme]

DESCRIPCIÓN: Planta subarbustiva, perenne de la familia de las labiadas o lamiáceas que mide hasta 40 cm de altura. De tallo leñoso, sus aromáticas hojas son pequeñas con pelusillas en el envés; las flores pueden ser blancas o rosadas y florecen entre abril y septiembre.

HÁBITAT: Crece silvestre en distintas regiones del país. También se cultiva para fines comerciales.

PARTES UTILIZADAS: Toda la planta.

PROPIEDADES Y MODOS DE EMPLEO:

- Contra la ciática, gota, lumbago y reumatismo: darse baños calientes con la infusión de la planta y frotarse las partes doloridas o afectadas.
- Para bajar los niveles de colesterol malo (LDL): prepárese agua de tomillo de la siguiente manera: échense las hojas y el fruto en dos litros de agua, déjese reposar y serenar toda la noche y,

al día siguiente, tómese como agua de uso. Repítase la operación por varios días o semanas hasta sentir mejoría.

- Contra la cirrosis: cuando existen problemas severos del hígado y también los causados por el exceso de alcohol, bébase el té de tomillo tres veces al día.
- Como digestivo, contra el enfisema, para cortar las fiebres, contra las flatulencias y como regulador de la menstruación: bébanse hasta dos tazas diarias de la infusión de la planta.
- Contra el dolor de cabeza: tomar una infusión de las hojas y las flores y, además, aplicar las hojas húmedas en las sienes como chiqueadores.
- Contra el mal aliento, dentadura manchada y dolor de muelas: cocer la raíz en vino tino y hacer buches con éste a razón de dos o tres veces por día.

NOTA: El tomillo es un condimento usado en la cocina y muy preciado en nutrición por su alto contenido de aceites esenciales, minerales y vitaminas.

TORONJA (*Citrus paradisi*) [Grapefruit]

OTROS NOMBRES: Pomela.

DESCRIPCIÓN: Árbol cítrico de la familia de las rutáceas que mide entre tres y seis metros de altura. Sus hojas, siempre verdes, son aovadas y lustrosas; la flor (azahar) es pequeña y de color blanco; el fruto, grande, redondo, de color amarillento en su cáscara y rosáceo en el interior, de sabor ácido y un poco amargo.

HÁBITAT: Se cultiva con fines comerciales en las zonas citrícolas del Noreste y otras regiones del país.

PARTES UTILIZADAS: El fruto y la semilla.

PROPIEDADES Y MODOS DE EMPLEO:

- Contra el escorbuto: bébase diariamente el jugo de la fruta o cómase en gajos.
- Como digestivo, diurético, biliar y para descongestionar al hígado: bébase medio vaso de jugo en ayunas y luego, durante el día, cómanse los gajos entre comidas.
- Contra el eczema, hongos y otros problemas de la piel: aplíquese el extracto de la semilla sobre las partes afectadas.
- Para combatir la obesidad: tómese en ayunas un vaso de jugo y también otro antes de cada comida.
- Como vermífugo, para eliminar los parásitos intestinales: en

una cápsula poner de tres a cinco gotas de la esencia de la semilla e ingerirla en ayunas por siete días.

Observaciones: Los productos con extracto de la semilla de toronja, ya sea en esencia o en cápsulas, pueden conseguirse en algunas tiendas naturistas.

Nota: Hay presentaciones del extracto de toronja que se usa para desinfectar el agua al agregársele dos o tres gotas por litro.

Precauciones: Si se padece de acidez, colitis, gastritis o inflamación estomacal, evite consumir toronja en cualquiera de sus formas: extracto, gajos o jugo.

Toronjil (*Melissa officinalis*) [Lemon balm]

Otros nombres: Limoncillo / Melisa.

Descripción: Planta aromática, anual, de la familia de las labiadas o lamiáceas. Sus tallos rectos llegan a medir hasta 60 cm de altura; las hojas son oval-lanceoladas y muy aromáticas; las flores blancas o rojizas están dispuestas en espiga; el fruto es seco.

Hábitat: Crece como maleza o puede cultivarse en jardines.

Partes utilizadas: Flores y hojas.

Propiedades y modos de empleo:

- Como antidepresivo: varias veces al día tomar el té de la planta endulzado con miel de abeja.
- Para problemas estomacales en general: se pone un puñado de flores y de hojas en agua recién hervida, se deja reposar y se bebe como agua de uso por uno o varios días.
- Como sudorífico: tomar un té caliente de las hojas con unas gotas de limón y después acostarse y taparse bien con una cobija, evitando cualquier enfriamiento.
- Como tranquilizante y para reducir el estrés: además de beber un té caliente, se recomienda traer un puñado de las hojas en los bolsillos.

Nota: Existe otra planta endémica de México, la *Cedronella mexicana*, llamada Toronjil morado y tiene las mismas propiedades medicinales descritas en esta ficha.

Trigo (*Triticum sativum*) [Wheat]

Descripción: Planta gramínea, de tallo recto y frágil, que llega a medir hasta dos metros de altura. Sus espigas contienen los granos o semillas, las cuales son muy preciadas en la cocina para hornear pan, principalmente. La cáscara del trigo, o salvado, contiene gran cantidad de fibra y es el cereal más utilizado en el mundo entero.

Hábitat: Se cultiva en el sur de Nuevo León, Tamaulipas y otros estados de clima fresco.

Partes utilizadas: La fibra, el germen, las espigas, el salvado y el aceite de germen.

Propiedades y modos de empleo:

- Contra problemas cardíacos: ingerir una cápsula del aceite de germen de trigo todas las mañanas.
- Para cortar las diarreas: quemar una rebanada de pan de trigo, introducirla en agua hasta que ésta tome un color oscuro, colarla y beberla.
- Contra las lombrices intestinales: hervir las espigas verdes de trigo en agua y leche, colar y beber de tres a cuatro tazas diarias, la primera en ayunas.
- Contra la piel reseca, como emoliente: ingiérase diariamente una cápsula de aceite de germen, con una de lecitina y una de vitamina E.
- Contra las úlceras en la piel: se pone a tostar o quemar el pan de trigo y se desmorona hasta que quede casi hecho polvo. Éste se humedece con agua tibia y se aplica como emplasto sobre las partes afectadas.

Nota: Con el gluten del trigo, alto en proteínas y vitamina E, se producen algunas imitaciones de "carne vegetariana". Del gluten se extrae el ácido glutámico que es un excelente alimento para el cerebro y el sistema nervioso.

Véase también **Salvado**.

Tronadora (*Tecoma stans*) [Yellow Trumpet bush / Yellow Bells]

Otros nombres: Campanillas amarillas / Saúco amarillo / Trompeta.

Descripción: Arbusto perteneciente a la familia de las bignoniáceas que llega a medir hasta dos metros de altura. Su tallo es liso, con ramas comprimidas; las hojas compuestas presentan hojuelas oblongas y aserradas; las flores son amarillas; el fruto que crece en vaina de color negruzco no es comestible.

Hábitat: Crece silvestre y también se cultiva para ornamento en Nuevo León y otros estados del país.

Partes utilizadas: Principalmente las hojas y las flores; también la raíz.

Propiedades y modos de empleo:

- Contra la diabetes: bébanse diariamente tres tazas del cocimiento de las hojas y flores de tronadora con matarique, la primera toma se hace en ayunas.
- Contra el derrame biliar y como diurético: hacer una infusión con la raíz y beber dos o tres tazas al día.
- Contra problemas estomacales y la disentería: bébase en ayunas el cocimiento de las hojas. También se toma como agua de uso hasta sentir alivio.
- Contra la gastritis alcohólica: tomar el cocimiento de las hojas en ayunas.

Observaciones: Existen otras variedades de tronadora, como la *Cardiospermum glandiflorum*, la *Tecoma mollis* y la *Tecoma tronadora* que crecen en otras regiones del país y se les atribuyen las mismas propiedades.

Trueno (*Ligustrum lucidum*) [Glossy privet]

Descripción: Árbol de la familia de las oleáceas que alcanza a medir hasta ocho metros de altura. Sus hojas son verdes y brillantes; las flores son blancas y pequeñas; el fruto globoso puede ser morado oscuro o negro.

Hábitat: Se cultiva para ornato en jardines y parques de casi todo el país.

Partes utilizadas: Las hojas y las flores.

Propiedades y modos de empleo:

- Contra las aftas, como aperitivo para estimular los jugos gástricos y la bilis, como astringente, tónico cerebral, para desinflamar las encías y las amígdalas y contra la obesidad: tomar en ayunas el cocimiento de las hojas y de las yemas de las flores. Hacerlo por tres días, suspender otros tres y repetir la dosis en caso de ser necesario.

Tullidora (*Karwinskia humboldtiana*) [Coyotillo]

Otros nombres: Capulincillo / Coyotillo / Tullidor.

Descripción: Arbusto talludo de la familia de las ramnáceas que mide un metro y medio de altura. Su follaje verde cenizo es escaso; el fruto, verde, negro o rojizo, dependiendo de su madurez.

Hábitat: Crece silvestre en el norte de México.

Partes usadas: Las hojas y la raíz.

Propiedades y modos de empleo:

- Como antídoto: se bebe el cocimiento de la raíz como contraveneno de sí misma. Debe ingerirse a los primeros síntomas de la parálisis o tullimiento causado por haber consumido la frutilla o las semillas de esta planta.
- Para desinfectar heridas: lávese constantemente las partes afectadas con el cocimiento de las hojas. Hágalo por tantos días como sea necesario hasta que desaparezca la infección.
- Contra el tétanos: se emplea la tintura de las hojas como anticonvulsivas, ingiriendo un gramo cada dos horas, hasta que los músculos se relajen.

Precauciones: Las semillas contienen una sustancia muy tóxica que afecta directamente al sistema motor. Es imperativo evitar comerlas o usarlas. Su uso es externo solamente.

Nota: El nombre común de esta planta, tullidora, tiene su origen porque al ingerir los frutitos con todo y semillas las personas pueden quedar paralíticas o tullidas. En las semillas se encuentra el principio tóxico y en la raíz su cura. Otro de sus nombres comunes, coyotillo, se debe a que los coyotes la comen en su dieta diaria, sin que les afecte.

Tumbavaqueros (*Ipomoea stans*) [Morning glory]

Otros nombres: Espanta lobos.

Descripción: Planta de la familia de las convolvuláceas que crece hasta un metro de altura. Su tallo ramoso está cubierto de vellos; las hojas son alternas, ovado lanceoladas y ásperas; las flores son de color morado o violeta que abren en las mañanas; el fruto es capsular.

Hábitat: Crece silvestre en estados del Altiplano y del centro del país.

Partes utilizadas: La raíz.

Propiedades y modos de empleo:

- Contra la epilepsia, convulsiones, el mal de San Vito y problemas nerviosos: hiérvanse cinco gramos de la raíz en medio litro de agua; tómese una mitad por la mañana y la otra por la noche.

Observaciones: Hay otra planta con el mismo nombre que crece en Tamaulipas, pero no tiene las mismas propiedades. De igual modo, existe una variedad muy parecida que se siembra como ornato en jardines del Noreste y no tiene usos medicinales.

Tuna (*Cactus opuntia*) [Cactus fruit / Indian fig]

Descripción: Es la fruta del nopal. Existen en color verde, amarillo y rojo.

Hábitat: Se cultiva o crece silvestre en casi todo el país, principalmente en las zonas áridas.

Partes utilizadas: La fruta.

Propiedades y modos de empleo:

- Como astringente, para detener la diarrea: comer tunas en buena cantidad con todo y semillas.
- Contra la disentería y como diurético: beber mucho jugo de tuna, licuado y colado para así evitar ingerir las semillas.
- Para estimular las funciones del páncreas: comer la fruta diariamente o tomar el jugo de dos o tres tunas licuado y colado para evitar ingerir las semillas.

Precauciones: Comer tunas en exceso puede provocar constipación o estreñimiento, por lo que es preferible licuar la fruta y beberla como jugo.

Nota: En algunas regiones del país, como en el Altiplano potosino, se produce una bebida alcohólica llamada «colonche», la cual se prepara con el fermento del jugo de la tuna. Asimismo, se dejan los residuos, o "pie", para posteriormente seguir produciendo más. También en San Luis Potosí con este fruto se produce el dulce llamado queso de tuna.

Tuna cardona (*Opuntia streptacantha*) [Cholla]

Otros nombres: Cardón.

Descripción: Planta de la familia de las cactáceas que puede medir hasta tres metros de altura. Su tallo es espinoso; las flores son moradas; el fruto es carnoso y espinoso, de color anaranjado.

Hábitat: Abunda en el Altiplano potosino y en las regiones áridas del país, principalmente en sitios pedregosos.

Partes utilizadas: El fruto y la penca.

Propiedades y modos de empleo:

- Contra problemas del estómago: se hierve la penca y en ayunas se bebe como té. Su textura o consistencia es un tanto babosa.
- Para aliviar los dolores postparto: se comen una o dos tunas antes de cada alimento. Asimismo, se aplica un emplasto de la penca del nopal sobre el vientre dolorido.

Valeriana

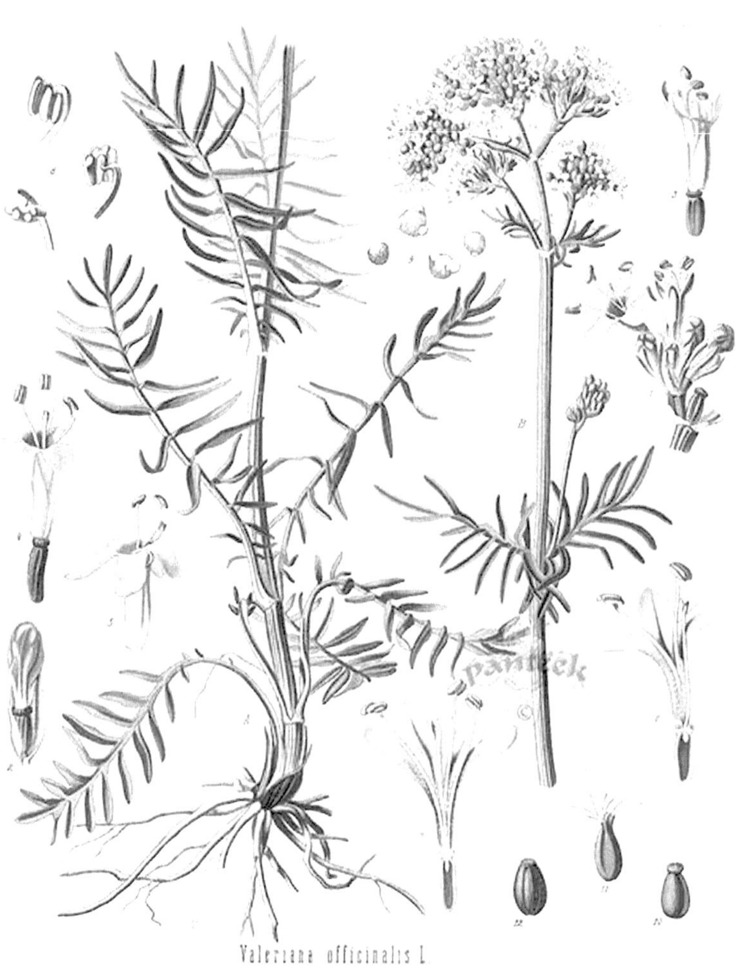

Imagen propiedad de Panteek Antique Prints. Tomada de Pinterest.

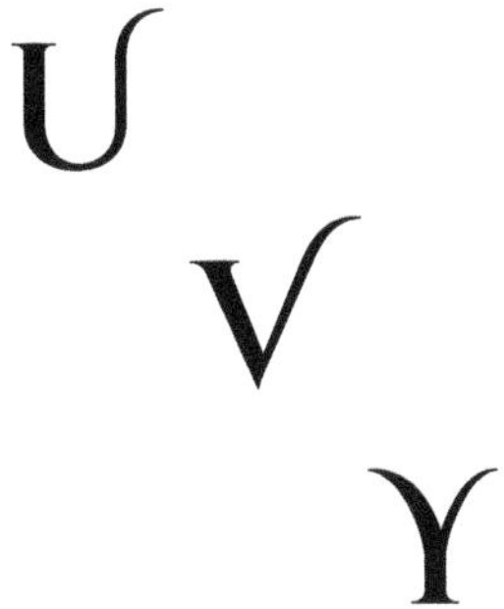

Uva (*Vitis vinifera*) [Grape]

Descripción: Es el fruto de la vid (planta de la familia de las vitáceas), una baya redonda y jugosa con semillas en su interior. Crece en racimos. Las uvas pueden ser blancas, moradas, negras, rojas, verdes o colores intermedios, dependiendo de la variedad.

Hábitat: Se cultiva para fines comerciales e industriales en Aguascalientes, Baja California, Coahuila, Querétaro y Zacatecas.

Partes utilizadas: La fruta.

Propiedades y modos de empleo:

- Para reducir el ácido úrico, alcalinizar la sangre, prevenir el cáncer estomacal, como depurativa, diurética y contra la gota: cómanse las uvas sin semillas. También beber el jugo de éstas.
- Como cordial o tónico cardíaco: cómanse las uvas rojas.

Observaciones: Estudios recientes han revelado que las personas que toman vino tinto (de uva roja) con moderación son menos propensas a sufrir problemas cardíacos que los que beben vinos o licores más fuertes, y también sus niveles de colesterol son más bajos. Esto se debe al resveratrol, un compuesto químico presente en la piel de la uva. Además, las semillas contienen antioxidantes, como polifenol y tanino.

Valeriana (*Valeriana officinalis*) [Valerian]

Otros nombres: Hierba del gato / Matacetes / Raíz de gato.

Descripción: Planta herbácea perenne de la subfamilia valerianoideae con numerosas especies, de las cuales sólo 217 son aceptadas, siendo la más conocida y común la *Valeriana officinalis* que es de tallo es recto y velloso, con hojas opuestas; los rizomas, de aroma muy fuerte y desagradable, miden hasta 120 cm de altura; las flores son blancas o rosa pálido; los frutos, pequeños, jugosos y de sabor amargo.

HÁBITAT: Crece en el Valle de México y el centro del país.

PARTES UTILIZADAS: La raíz y los rizomas.

PROPIEDADES Y MODOS DE EMPLEO:

- Contra el alcoholismo: tomar la infusión caliente para calmarse cuando se tiene la urgencia de beber alcohol.
- Contra la colitis: tómese el cocimiento caliente de valeriana hervido con hojas de lechuga, tres veces al día, una hora después de cada comida.
- Contra la drogadicción y el tabaquismo: para dejar de fumar o de consumir drogas bébase la infusión de valeriana hervida con hojas de lechuga, pues son calmantes y quitan la sensación o urgencia del cigarro o droga. Tómese cuantas veces sea necesario, al principio, y después se reduce la dosis gradualmente.
- Contra la epilepsia y dolores de cabeza leves: tomar dos tazas del té caliente de la raíz por varios días.
- Contra los espasmos: mezclar el jugo de la infusión con alcanfor y con eso darse fricciones y masajes sobre las partes afectadas. Cuando los espasmos son más graves se siguen las mismas indicaciones que para la epilepsia descritas arriba.
- Como digestivo, para reducir las molestias de gas intestinal y la gastritis y como regulador de la menstruación: se hierven los rizomas y se deja enfriar, después se bebe como agua de uso hasta sentir mejoría.
- Para reducir la mucosidad provocada por la gripe: tómese caliente el té de valeriana combinado con varias gotas de limón.
- Contra las neuralgias y la migraña, como tranquilizante, contra el insomnio y el estrés: beber dos o tres tazas diarias del cocimiento de la raíz hervido con hojas de lechuga. Puede combinarse con azahar, pasiflora, tila, etc.

OBSERVACIONES: Existen varias especies de esta planta y todas tienen las mismas propiedades y precauciones.

PRECAUCIONES: No excederse en la dosis. El té debe de ser ligero, no más de 30 gr de la raíz diarios.

NOTA 1: La raíz de valeriana tiene un olor fuerte y desagradable. Procure tenerla bien tapada en un frasco.

NOTA 2: En tiendas de productos naturistas venden compuestos de raíz de valeriana en diversas presentaciones. De igual manera, tales productos tienen un aroma fuerte e incluso desagradable.

VENTOSIDAD (*Hyptis punctata*) [Bushmint]

DESCRIPCIÓN: Planta de la familia de las lamiáceas que alcanza los tres metros de altura. Sus tallos son leñosos; las hojas tienen aspecto de puntas de flecha; las flores pueden ser rojas o blancas.

HÁBITAT: Crece en lugares secos del Altiplano y el noreste del país.

PARTES UTILIZADAS: Toda la planta, excepto la raíz.

PROPIEDADES Y MODOS DE EMPLEO:

- Como estomacal y contra las ventosidades o gases intestinales: tomar varias tazas al día del cocimiento caliente de la planta, hasta sentir mejoría.
- Contra el mal de aire que produce dolores y frialdad: se aplican fomentos calientes de las hojas en las partes afectadas. También se pueden dar baños calientes de tina con el cocimiento de las hojas.

VERBENA (*Verbena officinalis*) [Holy herb / Vervain / Verveine]

DESCRIPCIÓN: Planta herbácea anual de la familia de las verbenáceas que llega a medir hasta 150 cm de altura. Sus tallos son cuadrangulares, ramosos; las hojas, opuestas, lanceoladas y dientecillos en los bordes; las flores, de color violáceo pálido y aspecto de trompetilla florean en verano; el fruto es seco y produce cuatro semillas tipo nueces.

HÁBITAT: Crece silvestre en el Noreste y lugares de climas cálidos en el país.

PARTES UTILIZADAS: Las flores, las hojas, los tallos y la raíz.

PROPIEDADES Y MODOS DE EMPLEO:

- Contra inflamación de anginas y dolores de cabeza: poner en las sienes y en la garganta, como chiqueadores, las hojas empapadas en aceite de coco o de cualquier otro aceite vegetal.
- Contra úlceras de la boca: hacer buches y gárgaras con la infusión de las hojas y las raíces.
- Para bajar el estrés: tómese una taza de té caliente endulzado con miel de abeja.

- Contra fiebres intermitentes: beber el cocimiento caliente de las hojas y flores.
- Contra la hipocondría y la menstruación retenida: tomar el cocimiento de la raíz tres veces al día, antes de cada alimento.
- Contra la psoriasis: poner los tallos y las hojas en agua y dejarla serenar toda la noche. Al día siguiente se dan fricciones y fomentos en las áreas afectadas, enjuagándose al final con la misma agua.
- Contra úlceras y llagas en la piel: se aplican cataplasmas o compresas del cocimiento de la raíz y de las hojas sobre las partes afectadas.

OBSERVACIONES: Existen muchas variedades de esta planta; todas presentan las mismas propiedades.

VERDOLAGA (*Portulaca oleraceae*) [Common purslane]

OTROS NOMBRES: Portulaca / Tequitl.

DESCRIPCIÓN: Planta anual de la familia de las portulacáceas que mide hasta 60 cm de altura. Sus tallos son gruesos y jugosos, de tono verde o rojizo; las hojas, redondas y carnosas, de color verde; las flores, amarillas; el fruto tiene forma de cápsula y da unas semillitas negras.

HÁBITAT: Se cultiva para fines comerciales en muchos estados del país, incluyendo el Noreste. También crece silvestre.

PARTES UTILIZADAS: Toda la planta, excepto la raíz.

PROPIEDADES Y MODOS DE EMPLEO:

- Contra el dolor de cabeza: empapar un lienzo con el jugo de la verdolaga mezclado con jugo de la raíz del apio y ponérselo en la frente.
- Contra las irritaciones de la piel y picaduras de insectos: machacar la planta y con la pasta se aplica una cataplasma sobre las partes afectadas.
- Como vermífugo, para expulsar amibas y lombrices intestinales: tomar en ayunas un compuesto de semillas de verdolaga, hierbabuena, epazote de zorrillo y comer dos dientes de ajo machacados.

YERBABUENA (véase **HIERBABUENA**)

YUCA (véase **PALMA YUCA**)

Z

Zábila (*Aloe vera / Aloe vulgaris*) [Aloe]

Otros nombres: Aloe / Aloe vera / Sábila.

Descripción: Planta de la familia de las liliáceas, parecida al maguey o la lechuguilla, que llega a medir hasta un metro de altura. Sus hojas son cortas, suaves y jugosas, no presentan espinas; las flores, comestibles, de color amarillo o anaranjado, crecen en la parte superior del largo tallo.

Hábitat: Abunda en casi todo el país, incluyendo Nuevo León, Tamaulipas y Coahuila, donde Crece silvestre o se cultiva para fines industriales.

Partes utilizadas: Las pencas.

Propiedades y modos de empleo:

- Contra abscesos, contusiones, inflamaciones, hongos, moretones, quistes y la erisipela: asar las pencas y aplicarlas sobre las partes afectadas.
- Contra las aftas o fuegos en la boca: aplíquese un emplasto de zábila sobre las úlceras.
- Contra la arteriosclerosis: beber diariamente dos vasos del jugo de zábila mezclado con jengibre y ginseng.
- Contra la artritis: además de tomar un vaso diario del jugo de zábila, se aplican emplastos con las hojas tatemadas sobre las partes doloridas.
- Como tónico capilar: al bañarse se dan masajes en el cuero cabelludo con el jugo o mucílago de la zábila.
- Para bajar los niveles de colesterol malo (LDL): beber medio vaso del jugo diariamente y en ayunas.
- Contra la colitis y gastritis: tómese diariamente medio vaso del jugo, uno a media mañana y otro por la noche.
- Contra la dermatitis y para humectar la piel: aplicarse el jugo de las hojas sobre la piel reseca o en el cutis. La aplicación se

deja por media hora y después se lava con agua tibia. Se recomienda utilizar jabón neutro.

- Como digestivo y contra la indigestión: bébase medio vaso del jugo por las mañanas. También cuando se sienten los problemas de indigestión se mezcla con polen y jalea real.
- Contra los problemas en las encías: aplicar y dar masaje en las encías con una mezcla de zábila con mirra.
- Contra el enfisema: tomar diariamente dos vasos de jugo de zábila acompañados con jalea real y vitamina B.
- Contra la gangrena y el herpes genital: primero se tatema la penca de zábila y luego se aplica directamente sobre las partes afectadas varias veces al día.
- Como laxante: beber no más de 800 mililitros de jugo y esperar a que haga efecto. Si no sucede nada, se repite la dosis, pero sin excederse en la cantidad porque provoca cólicos.
- Contra quemaduras de primer grado: aplicar el jugo o mucílago o baba de la penca sobre las zonas afectadas.
- Contra el sarampión: poner emplastos de zábila mezclados con mirra sobre las erupciones.

Precaución: Pese a ser la zábila una planta excelente para curar heridas causadas por quemaduras leves y graves, cuando las quemaduras son de segundo o de tercer grado es necesario acudir de inmediato con el médico para un tratamiento adecuado. Posteriormente, la aplicación de la zábila ayudará a restaurar los tejidos y la epidermis. Hay que tener en cuenta que la zábila no cura las lesiones muy graves.

Observaciones: En la cocina tradicional norestense todavía se utilizan las flores de zábila para preparar deliciosos platillos. Las flores maduras se fríen en aceite con ajo y especias y tienen un sabor parecido al de camarón.

Precauciones: No beber el jugo en exceso porque irrita el intestino. Cuando hay hemorroides o problemas hepáticos tampoco se recomienda su uso.

Nota 1: El jugo de zábila se vende en tiendas de productos naturales.

Nota 2: Hay quienes utilizan la zábila como talismán, tanto para ahuyentar las envidias como para atraer la buena suerte. Por lo general se coloca en una maceta, en la entrada del hogar o negocio. Algunas personas la adornan con un listón rojo para aumentar su efectividad.

Zacate limón (*Cymbopogon citratus*) [Lemongrass]

Otros nombres: Té limón.

Descripción: Planta de la familia de las poáceas que llega a medir hasta un metro de altura. Sus hojas, o pajas, son largas y ligeramente rugosas al tacto y tienen aroma a limón; las espigas presentan dos flores.

Hábitat: Crece y se cultiva en el Valle de México y en lugares de clima templado. En el Noreste se siembra en jardines básicamente para usos medicinales.

Partes utilizadas: Las hojas.

Propiedades y modos de empleo:

- Para uso interno, como analgésico, antioxidante, carminativo, digestivo, diurético y estimulante: tomar cuatro o cinco tazas al día la infusión que puede endulzarse con miel de abeja.
- Contra el cólera: bébase el cocimiento de la planta durante el día como agua de uso. Esto ayuda a contener el vómito y favorece el proceso de reacción o sanación del organismo.
- Para uso externo, como antimicrobiano, contra neuralgias y contra los reumas: macerar las hojas en alcohol de 96° y frotárselo sobre las zonas afectadas.

Observaciones: En algunos tratados de herbaria se menciona esta planta con el nombre científico de *Cymbopogon nardus*.

Nota: Es preferible usar esta planta recién cortada o fresca, pues al secarse su aceite esencial se volatiliza, perdiendo así parte de su poder curativo y también su aroma y sabor a limón.

Zanahoria (*Daucus carota*) [Carrot]

Descripción: Planta bienal de la familia de las umbelíferas que alcanza hasta 20 cm de altura. Sus tallos son estriados; las hojas pequeñas y enchinadas; las flores pueden ser blancas, rosadas o amarillentas; como fruto presenta una semilla verdosa; la raíz es larga, carnosa y de color amarillo, anaranjado o rojizo.

Hábitat: Se cultiva comercialmente en huertos de distintas partes del país.

Partes utilizadas: La raíz (la zanahoria) y los tallos.

Propiedades y modos de empleo:

- Para prevenir la apendicitis y el cáncer en el estómago: incluir zanahoria cruda en la dieta diaria. El jugo tomado es también muy benéfico.

- Contra problemas hepáticos, la ictericia y diversos problemas de la vista: comer gran cantidad de zanahoria y también beberla en extracto.
- Para detener el flujo de leche materna: machacar los tallos y aplicarlos en cataplasma sobre los senos.
- Contra la obesidad: además de ingerir diariamente un vaso del jugo, inclúyase la zanahoria cruda en la dieta diaria.
- Como somnífero y tranquilizante: bébase medio vaso de jugo caliente antes de acostarse.
- Contra el tabaquismo y cáncer en el pulmón: tomar un vaso de jugo de zanahoria diariamente, en ayunas, e ingerir una cápsula de vitamina E al día.
- Contra la tos y afecciones del pecho: cocer la zanahoria en leche, comerla y beber el cocimiento.
- Contra las grietas en los senos: rallar la zanahoria y aplicarla como cataplasma.
- Contra úlceras estomacales: se toma mucho jugo de zanahoria como agua de uso.

OBSERVACIONES: No es conveniente agregar limón al jugo de zanahoria, pues esto hace que la piel se pigmente de amarillo.

ZARZAPARRILLA (*Smilax aspera / Smilax medica*) [Sarsaparilla]

DESCRIPCIÓN: Arbusto trepador de la familia de las esmilacáceas. Su tallo es espinoso; las hojas son lisas; las flores, de color verde pardo; la raíz es larga y delgada, de color rojizo, con ella se prepara la bebida conocida como cerveza de raíz.

HÁBITAT: Se cultiva en San Luis Potosí, Tamaulipas, Veracruz y otros estados.

PARTES UTILIZADAS: La raíz.

PROPIEDADES Y MODOS DE EMPLEO:

- Como depurativa, contra el edema, la hepatitis, la intoxicación por mercurio, contra problemas del pulmón, contra el síndrome premenstrual (SPM), para estimular el sistema endocrino y como sudorífica: hacer un cocimiento fuerte de la raíz y beberlo cuantas veces sea necesario.
- Contra la frigidez y la disfunción eréctil o impotencia: tomar el té caliente de zarzaparrilla mezclado con ginseng.
- Contra el hipotiroidismo y para fortalecer los huesos: beber la infusión caliente tres veces al día.

- Contra los quistes en los ovarios: las mujeres que padecen de este problema deben tomar diariamente el té o el extracto de zarzaparrilla para balancear las hormonas.
- Contra afecciones de la piel como el eczema y la psoriasis, así como granos, ronchas y lepra: lávese las partes afectadas con la infusión tibia de la raíz.
- Contra enfermedades venéreas en los hombres, como la sífilis y el herpes: primero hay que lavarse bien los órganos genitales y después aplicarse el extracto de zarzaparrilla en las zonas afectadas.

Miel de abeja

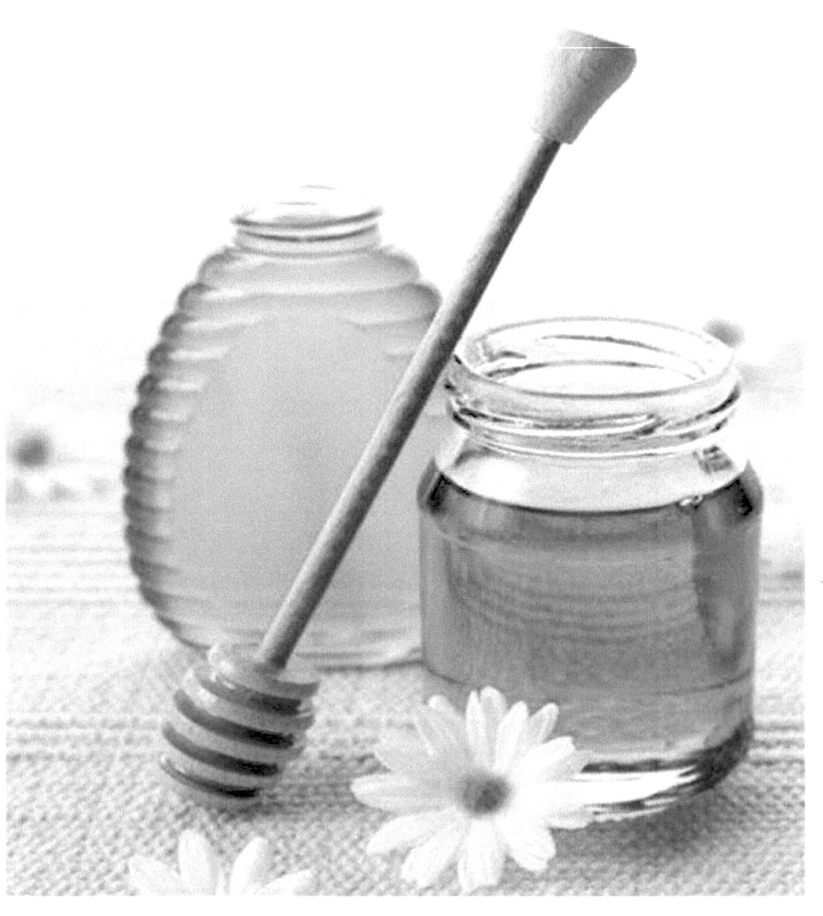

Foto de beauty.biotrendies.com tomada de Pinterest

Parte 2

Otros elementos medicinales

Aceite de almendras [Almond oil]

Descripción: Aceite que se extrae de las almendras (*Prunus dulcis*).

Propiedades y modos de empleo:

- Para estimular el apetito: se toma una cucharadita de aceite antes de la comida.
- Como tónico cerebral, para mejorar la memoria: se ingiere una cucharadita de aceite por día, después de la comida o la cena.
- Para problemas digestivos producidos por acidez, como úlceras e inflamaciones: bébanse dos cucharaditas de leche de almendras antes de cada comida. Se prepara agregando almendras en un poco de agua tibia, sin la cáscara, luego se machacan o licúan, se le agrega azúcar moscabado o miel y por último se vierte en medio litro de leche.
- Como laxante: se sorben en ayunas dos o más cucharadas del aceite, según sea el grado de estreñimiento, y se evita comer o tomar cualquier alimento por dos horas.
- Para humectar y embellecer la piel: se aplica el aceite sobre la piel reseca.

Observaciones: Comer almendras en exceso pueden ocasionar "extraños" dolores de los huesos, que sin ser un padecimiento bien pueden resultar molestos.

Nota: Para pelar las almendras hay que sumergirlas en agua muy caliente y luego frotar la pielecilla hasta que se desprenda.

Aceite de coco [Coconut oil]

Descripción: Aceite que se extrae del coco (*Cocos nucifera*).

Propiedades y modos de empleo:

- Para bajar los niveles de colesterol malo (LDL): se recomienda reemplazar el aceite de cocina por el de coco, así como sazonar las ensaladas con éste.
- Como emoliente y humectante, contra problemas de resequedad de la piel: se aplica el aceite sobre las partes afectadas.

Aceite de oliva [Olive oil]

Descripción: Aceite que se extrae del fruto del olivo (*Olea europaea*), la aceituna. Se le atribuyen muchas propiedades alimenticias y medicinales. Se utiliza tanto interna como externamente.

Propiedades y modos de empleo:

- Para cortar una borrachera: se toma una cucharada sopera de aceite y, minutos después, medio vaso de agua.
- Para deshacer cálculos biliares y renales: tomar una o dos cucharadas soperas del aceite en ayunas. Hacer esto de 15 a 30 días, después suspender el tratamiento por un mes y luego repetir la dosis.
- Para controlar y reducir el colesterol malo (LDL): ingiérase una cucharada de aceite en ayunas y otra por la noche. También es recomendable comerlo en ensaladas y otros guisos.
- Como digestivo y hepático: tomar una cucharada pequeña de aceite en ayunas y otra por la noche.
- Como laxante: tomar una cucharada sopera de aceite tibio.
- Contra el dolor en los oídos: se aplica aceite tibio en las orejas, evitando que entre a los oídos.
- Para lubricar la piel y el cuero cabelludo: frotarse las partes afectadas o resecas y, después de 20 o 30 minutos, bañarse con champú para quitar la capa de grasa.
- Para problemas severos o crónicos de la piel como eczema, psoriasis, seborrea, etc.: se aplica el aceite sobre las partes

afectadas, dejándose por un rato y luego se lava con agua y jabón neutro.

- Contra los efectos nocivos de los Rayos X: cuando se haya expuesto a este tipo de radiación, tómese una cucharada de aceite por las mañanas, durante unos diez días como mínimo.

OBSERVACIONES: De todos los aceites comestibles que se usan en la cocina, el mejor, por sus propiedades e incluso por su sabor, es el de oliva. Véase también **OLIVO**.

ACEITE DE PALO [Pine resin]

OTROS NOMBRES: Aceite de abeto / Oyamel / Trementina de abeto.

DESCRIPCIÓN: Este aceite se obtiene al hacerle un corte a la corteza del oyamel (*Abies religiosa*).

PROPIEDADES Y MODOS DE EMPLEO:

- Para problemas en los huesos: póngase la resina en baño maría y, cuando esté suave y tibia, frótese con ella sobre las partes lesionadas. Hágase por varios días.

NOTA: Este aceite, al enfriarse, hace que se endurezca la parte lesionada y así ayuda a soldar o sanar el hueso de una manera más rápida.

ACEITE DE RICINO (véase **HIGUERILLA**)

ALCANFOR O ALCOHOL ALCANFORADO [Camphor]

DESCRIPCIÓN: Bolitas o pastillas de fabricación industrial que se producen del árbol del alcanforero (*Cinnamomum camphora*) y alcohol. Tienen un olor muy peculiar

PROPIEDADES Y MODOS DE EMPLEO:

- Como antidepresivo y quitar el cansancio, antiparasitario, antiséptico, para regular el ritmo cardíaco, estimular el sistema nervioso central, centros respiratorios y el vaso motor, contra la gota, golpes y el reumatismo, contra intoxicación por alimentos, como revulsivo: úsese el alcohol alcanforado externamente y frótese las partes afectadas.
- Para la piel: úsese como loción o crema en porciones pequeñas sobre las partes inflamadas o en las llagas infectadas.
- Contra el sudor de manos: frotarse el alcanfor diariamente por la mañana, tarde y noche.

PRECAUCIONES: El alcanfor no debe ingerirse sin la supervisión de un médico. Si se toma en dosis mayores a las prescritas provoca graves trastornos orgánicos, y en dosis muy altas causa la muerte.

NOTA: Las bolitas de alcanfor se utilizan para conservar la ropa y diversos materiales, pues alejan la polilla y bichos nocivos para los textiles, el papel, etc.

ALCOHOL [Alcohol]

DESCRIPCIÓN: Líquido volátil e inflamable que se obtiene de la destilación de algunas substancias azucaradas. En nuestro país el alcohol de uso industrial se extrae de la caña de azúcar (*Saccharum officinarum*).

PROPIEDADES Y MODOS DE EMPLEO:

- Como antiséptico: tanto el alcohol de 96° como el industrial de menor graduación limpia las heridas e infecciones cutáneas, así como desinfecta cualquier tipo de objetos, dígase de cocina o quirúrgicos.
- Como vehículo para diversas preparaciones: se utiliza el alcohol, preferentemente el de 96°, para macerar plantas, elaborar tinturas, etc.

OBSERVACIONES: Hay otra especie de alcohol, el etílico, que se extrae al destilar el vino y licores fermentados, pero no es de uso industrial ni médico.

PRECAUCIONES: El metanol es otro tipo de alcohol que se obtiene por síntesis de gas natural y es purificado por destilación. El metanol también existe en el aspartame, que es un substituto del azúcar que puede ocasionar graves trastornos al organismo. Ingerir o consumir metanol causa ceguera, por lo que se recomienda a los bebedores de tequila, mezcal u otros destilados tener cuidado con la calidad de producto que adquieren en licorerías o mercados. Los tequilas y mezcales 100% agave contienen una cantidad mínima de metanol, por lo que resultan ser los mejores.

CARBÓN VEGETAL [Peat / Charcoal]

DESCRIPCIÓN: Se produce quemando cualquier tipo de troncos o leños hasta quedar al punto de carbón.

PROPIEDADES Y MODOS DE EMPLEO:

- Para problemas cutáneos: aplíquese en polvo sobre las partes ulceradas. También se puede aplicar en emplasto con aceite de linaza y trementina.

- Contra úlceras de la boca: se hacen buches de agua con polvo de carbón. Además, esto ayuda a quitar el mal aliento cuando éste es producido por problemas bucales.
- Como digestivo: cuando hay diarrea se ingieren dos o tres cápsulas de carbón después de cada comida hasta que el problema quede resuelto.
- Para eliminar los gases: tomar una cápsula antes de cada comida por el tiempo que sea necesario.

NOTA: Las cápsulas de carbón vegetal se pueden conseguir en tiendas naturistas y farmacias.

OBSERVACIONES: Para uso externo, es decir, para los problemas de la piel descritos en esta ficha, se utiliza el carbón vegetal en su estado natural.

PRECAUCIONES: Evítese ingerir o comer el carbón vegetal en su estado natural porque tiende a ser tóxico. Solamente las cápsulas que se venden en farmacias o en tiendas naturistas se utilizan para uso interno.

Las mujeres embarazadas o en la etapa de lactancia **no deben** consumirlo.

CENIZAS VEGETALES [Ashes]

DESCRIPCIÓN: La ceniza vegetal es el resultado de la combustión de cualquier planta o árbol que haya estado expuesto al fuego por un tiempo prolongado.

PROPIEDADES Y MODOS DE EMPLEO:

- Para blanquear los dientes: se frotan éstos con ceniza, principalmente de maíz y/o de tortilla quemada.
- Como depurativo: en algunas zonas rurales del Noreste beben las cenizas en un vaso de agua para depurar al organismo.
- En heridas y quemaduras leves y contra las ulceraciones venéreas: sobre las partes afectadas se aplican las cenizas mezcladas con aceite de oliva o de almendra o de coco o inclusive con miel de caña.
- Contra hinchazones, calambres y espasmos nerviosos: se dan masajes o se soban o se frotan fuertemente las partes afectadas con ceniza caliente.

Estropajo de ixtle / de lechuguilla [Sisel]

Descripción: Con las fibras de la lechuguilla (*Agave lechuguilla*) se elabora el estropajo de ixtle que se utiliza tanto en la cocina para lavar trastes, como en el baño para lavarse y restregarse la piel.

Producción: La lechuguilla crece principalmente en el Altiplano potosino, en el sur de Nuevo León, el suroeste de Tamaulipas y el noreste de Zacatecas.

Partes utilizadas: Las fibras.

Propiedades y modos de empleo:

- Como astringente: hierva el estropajo con romero y lave y enjuague la piel con el cocimiento.
- Cuando hay ciertos problemas cutáneos, como resequedad: se recomienda lavar las áreas afectadas con jabón blanco y estropajo y después aplicar glicerina.
- Contra cierto tipo de hongos en la piel: lavarse con jabón blanco y estropajo, después se aplica azufre en polvo sobre el área afectada, o bien, se puede hacer una pasta con el azufre y agua.

Observaciones: Hay estropajos que se producen con fibra de palma yuca y otros con la fibra de henequén que se cultiva en la Península de Yucatán. Véase también **Lechuguilla** en Parte 1.

Incienso [Incense]

Descripción: Nombre genérico que se le da a las resinas de diversos árboles, como pinos, cedros, copales, etc.

Propiedades y modos de empleo:

- Como depurativo, desinfectante, tranquilizante para bajar el estrés: quémese el incienso o copal en las brasas. Se produce un humo blanco, muy aromático, que elimina las impurezas del ambiente, especialmente cuando hay enfermos convaleciendo por gripe o por otras enfermedades contagiosas. Este humo, además, es tranquilizante.
- Contra los reumas: untar incienso con aceite de oliva sobre las partes afectadas.

Observaciones: El incienso es uno de los elementos básicos en curanderismo para hacer barridas o limpias, para quitar el susto, el mal de ojo y la mala suerte. Generalmente se mezcla con mirra.

Levadura de cerveza [Brewer's yeast]

Descripción: Hongo unicelular que proviene de la malta, con la cual se elabora la cerveza, así como de las molasas, pulpa de la madera y ciertas plantas. El hongo se multiplica de manera muy rápida adentro del organismo. Es bajo en grasas y rico en muchos nutrientes básicos, como aminoácidos, cromo, minerales, proteínas y vitaminas, principalmente del Complejo B.

Propiedades y modos de empleo:

- Para regular y metabolizar el azúcar en la sangre, así como los procesos digestivos y reducir el colesterol malo (LDL), como auxiliar en las terapias de radiación y quimioterapia contra el cáncer, para prevenir problemas cardíacos, contra problemas de la piel como el eczema y la psoriasis, como energetizante para quitar la fatiga y fortificar las funciones cerebrales, contra la gota, el nerviosismo y el estrés, para mejorar el cabello y las uñas, así como fortalecer el sistema inmunológico: incluir la levadura en la dieta diaria y también tomarla con jugo o agua entre comidas.
- Contra orzuelos o perrillas en los ojos: aplicar en las partes afectadas una pasta de levadura de cerveza, la cual se prepara humedeciendo la levadura con agua purificada.

Observaciones: La levadura para hornear, o de panadería, no es muy recomendable debido a que sus células acaban con las reservas de vitamina B en el organismo.

Precauciones: Las personas que padezcan de candidiasis o que tengan problemas constantes de hongos en la piel y uñas deben evitar consumir levadura de cerveza porque puede fomentar el desarrollo de los gérmenes.

Manteca de puerco [Lard]

Otros nombres: Grasa / Manteca.

Descripción: Grasa del cerdo que, además de alimenticia, se usa como vehículo medicinal.

Venta: Carnicerías y tiendas de autoservicio.

Propiedades y modos de empleo:

- Contra fiebres altas: untarse en el pecho la manteca con ortiguilla hervida.

- Contra los granos o erupciones: untarse la manteca con azufre sobre las partes afectadas.
- Contra el salpullido: se unta la manteca de puerco con bicarbonato sobre las erupciones.

Miel de abejas [Honey bee]

Descripción: Se produce en apiarios y colmenas de abejas, es muy preciada por su dulzura y sus propiedades medicinales y nutritivas.

Propiedades y modos de empleo:

- Contra las alergias: es recomendable usar miel que se produce cerca de nuestro lugar de residencia, puesto que contiene todas las substancias antialergénicas propias del ambiente.
- Para depurar el estómago: mezclar una taza de miel, una taza de azúcar moscabado y media taza de vinagre de manzana y cocer el compuesto hasta que se haga como jarabe; se toma a cucharadas durante el día, mientras se lleva una dieta líquida.
- Contra problemas de la garganta: tomar una cucharada de miel con limón.
- Contra los hongos: aplicar miel en las partes afectadas, sea en la piel o en las uñas.
- Para depurar los intestinos: se hierve un litro de agua con varias cucharadas de miel, se deja enfriar y cuando esté tibio se aplica en dos lavativas. La primera se evacúa rápidamente y la segunda se deja todo el tiempo que el cuerpo aguante, dando masajes a lo largo del intestino para ayudarle a soltar todas las impurezas pegadas en las paredes.
- Como laxante: tomar la miel caliente.
- Contra tumores: póngase cataplasmas de miel y manteca de res sobre las áreas afectadas.

Observaciones: Para endulzar las bebidas o los cereales, por muchas razones es preferible utilizar la miel que el azúcar refinada, pues es más saludable.

Nota: Consumir miel que se produce en lugares lejanos de donde vivimos no tiene efecto contra ciertas alergias.

Miel de caña o melaza [Molasses]

Otros nombres: Aguamiel.

Descripción: Es el líquido o jugo primario de la caña, justo cuando ésta ha sido exprimida en las moliendas.

Propiedades y modos de empleo:

- Como digestivo: bébase una copa de aguamiel después de cada comida.
- Contra problemas renales y de vejiga: tómense uno o dos vasos de aguamiel al día.
- Como laxante: bébase un vaso el aguamiel caliente.
- Para regular la menstruación: tomar diariamente dos vasos de esta bebida, junto con miel de abeja y pan integral.
- Como tonificante y energizante: inclúyase en la dieta diaria.

Miel de maguey (véase **Maguey**)

Polen [Bee pollen]

Descripción: El polen es un gránulo que producen las flores y que las abejas recolectan. Es rico en minerales y vitaminas.

Propiedades y modos de empleo:

- Contra estados de cansancio, fatiga y agotamiento físico y mental, contra la depresión, como estimulante general y tónico, contra la frigidez, para disminuir la hipertensión, corregir la hipoglucemia, contra la indigestión, para estabilizar la menstruación y contra la sinusitis: incluir diariamente una cucharada de polen en ensaladas, cereal, yogur o de otras maneras.
- Contra la indigestión: ingerir una cápsula de polen con una de jalea real y un vaso de jugo de zábila.
- Contra problemas de la próstata: para disminuir la inflamación, tómense diariamente de dos a cuatro cápsulas de polen acompañadas con un té de damiana.

Observaciones: Se vende en cápsulas o suelto en tiendas de productos naturales y farmacias. También se puede conseguir en apiarios, mercados y lugares donde se expende miel de abeja.

Propoleo [Propolis]

Otros nombres: Própolis / Propolis.

Descripción: Es el producto primario de la colmena que contiene resinas recolectadas por las abejas. Su función principal, dentro del panal, es reforzar la estructura y desinfectar las celdillas.

Propiedades y modos de empleo:

- Contra el acné y las úlceras bucales: se aplica una gotita del líquido sobre las partes afectadas.

- Contra las bacterias e impedir que se desarrollen: se toman las gotas de este producto disueltas en agua o jugo, de preferencia con un poco de miel de abeja.
- Para fortalecer los huesos: ingerir una cápsula diaria.
- Contra infecciones en la piel: se aplican unas gotas de este producto sobre las partes afectadas, además de ingerir una o dos cápsulas al día.
- Contra los espolones y juanetes: aplíquese la tintura directamente sobre las partes afectadas. También se pueden aplicar compresas calientes con la resina sobre el área dolorida.
- Contra dolor de muelas: aplicar gotas en las encías de las muelas o dientes doloridos.

Observaciones: El propoleo se vende en gotas, en tintura o en tabletas en tiendas de productos naturistas. Cualquiera de las presentaciones es recomendable, pero muchas veces la forma líquida es más fácil de asimilar.

Nota: Se recomienda tomar el propoleo con un poco de miel de abeja para aumentar el poder de asimilación.

Precauciones: En algunas personas que tienen reacciones alérgicas a productos apícolas el propoleo puede desencadenar algún tipo de intolerancia.

Sal (*Cloruro de sodio*) [Salt]

Descripción: Sustancia mineral dura, seca y soluble que se emplea como condimento. Existen varios tipos, la mineral que se extrae de minas y la marina, que es el resultado de la evaporación de agua de mar. Hay salineras en algunas regiones costeñas de Tamaulipas y también en las zonas desérticas de Coahuila y del Altiplano potosino.

Propiedades y modos de empleo:

- Como cauterizante: después de lavar la herida con alcohol, agua oxigenada o limón, póngase sal en la parte afectada.
- Para desinfectar: se hace una mezcla de varias cucharadas de sal en poca agua y, con ella, se lava la parte afectada cuantas veces sea necesario.
- Para disminuir las inflamaciones o abscesos: se calienta un poco de agua y se le agrega una buena cantidad de sal. Después se deja reposar por un rato hasta que el agua se entibia y con ella se hacen lavados, emplastos, fomentos o sobaduras. Si la

inflamación es bucal, se hacen buches o gárgaras con el agua tibia. Cuando hay uñas enterradas, se introducen los pies o manos en agua caliente con sal para mitigar el dolor e inflamación.

NOTA: En esta ficha sólo se mencionan los usos externos de la sal.

PRECAUCIONES: Consumir sal en exceso puede ocasionar graves daños a la salud, por ejemplo: retención de líquidos, desbalance mineral, alta presión (hipertensión), problemas cardíacos y mala circulación.

TEQUESQUITE [Rock salt]

DESCRIPCIÓN: Sustancia pétrea usada en la cocina y medicina tradicional mexicana.

HÁBITAT: Se encuentra de manera natural en la Mesa Central y en los lechos de lagos desecados de México.

PROPIEDADES Y MODOS DE EMPLEO:

- Para alcalinizar, fortificar el estómago y las funciones digestivas: tómese un té de manzanilla y hierbabuena, o cualquier té estomacal, y añádale una pizca del polvo de tequesquite.
- Contra la diarrea: beber algún té que corte las diarreas con una pizca de tequesquite.

OBSERVACIONES: En varios estados del centro y sur de México utilizan el tequesquite como condimento y como sustituto de la sal en la cocina, particularmente en la preparación de los frijoles de la olla.

VÍBORA DE CASCABEL (*Crotalus sp.*) [Rattle snake]

DESCRIPCIÓN: Serpiente venenosa que se distingue por su cascabel en la cola, el cual produce un sonido muy peculiar cuando se siente molesta o agredida.

HÁBITAT: Abunda de manera salvaje en todo el campo mexicano, principalmente en zonas cálidas, entre los matorrales, malezas y nopaleras.

PARTES UTILIZADAS: La carne.

PROPIEDADES Y MODOS DE EMPLEO:

- Contra cualquier tipo de cáncer: ingiérase a diario una o dos cápsulas de carne disecada, o bien, consumirla directamente.
- Contra úlceras y cáncer en la piel: lavar las partes afectadas con hierba de la golondrina, después espolvorearles la carne seca de víbora.

Observaciones: Hay ciertas contradicciones sobre cómo debe cortarse la carne de víbora y qué tanto se corta a partir del cuello y la cola. Según la creencia popular, la medida correcta es de una cuarta o palmo de la cabeza al cuerpo y otra cuarta de la cola al cuerpo lo que no se come por ser venenosa. Sin embargo, para evitar problemas se puede conseguir esa carne en cápsulas.

Vinagre [Vinegar]

Descripción: Fermento ácido y astringente muy conocido y usado mundialmente en cocina y por sus propiedades medicinales. Hay vinagres de distintas fuentes, siendo el de manzana, el de caña y el de uva los más populares.

Propiedades y modos de empleo:

- Para desinflamar las anginas: mezclar vinagre de caña con miel de abeja y hacer gárgaras con la misma.
- Contra dolores de cabeza: aplicar en la frente fomentos de vinagre y agua de rosas.
- Contra la caída del cabello: macerar ortiguilla morada en vinagre de manzana y con la mezcla frotarse el cuero cabelludo. Minutos después, lavarse la cabeza con algún champú neutro.
- Contra los problemas del cuero cabelludo: con un algodón aplicarse vinagre de manzana sobre las partes afectadas o sobre toda la cabeza. Esto aminora el escozor y otras molestias. También se puede aplicar como enjuague después del champú.
- Contra la diarrea, disentería e irritación rectal: aplicar lavativas con un compuesto de vinagre, arroz, linaza y manzanilla.
- Contra quemaduras leves causadas por el agua caliente: lavarse con vinagre las partes afectadas.
- Contra el salpullido: lavarse las áreas afectadas con una mezcla de vinagre y agua en partes iguales.

Observaciones: Cuando se padece de problemas gastrointestinales, como inflamación, acidez, o se tiene bichos, como amibas, no es conveniente ingerir vinagre porque, debido a su acidez, resulta muy irritante, además de que alienta la reproducción de las amibas y otros patógenos..

Parte 3

Herbaria: práctica, recomendaciones y modos de preparación

Desde tiempos inmemoriales, el ser humano ha sacado provecho de lo que la naturaleza le provee, y las plantas son uno de los tantos recursos naturales que hemos utilizado para nuestro beneficio, ya sea para alimentarnos como para curarnos.

Todas las culturas, a lo largo de la historia, han desarrollado innumerables técnicas para sacar el mejor provecho de las plantas, tanto por sus propiedades medicinales como por sus valores nutritivos. Una de las observaciones fundamentales es cómo y cuándo deben recolectarse. Para ello existen diversos métodos; siendo el siguiente uno de los más comunes:

1. Cortarlas en plena madurez o a punto de floración.
2. Limpiarlas de hojas secas, bichos, polvo, etc.
3. Secarlas a la sombra y, de ser posible, colgarlas donde corra el aire.
4. Envasarlas, de preferencia en frascos oscuros, color ámbar y bien tapados.

5. Guardar los frascos en lugares oscuros, frescos y secos.
6. Renovar las plantas después de un año de envasadas.

Es importante saber que no todas las plantas son útiles estando secas, pues algunas, como la zábila, el sacasil o la sangre de grado, es preferible usarlas recién cortadas.

Las fases lunares son de vital importancia para hacer el corte o la poda de una planta. Por ejemplo, si lo que deseamos utilizar son las partes visibles de la planta –tallo, hojas, flores, semillas y/o fruto– éstas se deben cortar en los días de luna llena, pues es cuando la savia se concentra en la parte superior. Si, por el contrario, lo que deseamos cortar es la raíz, el corte debe realizarse durante la luna tierna (luna nueva o cuarto menguante), porque es cuando la savia se concentra en las partes inferiores de la planta. Para trasplantar o sembrar un retoño, hágase en luna llena, para podar, en luna tierna.

Ahora bien, si la planta es muy jugosa y de tallo grueso, como la borraja, con un cuchillo filoso o navaja debe cortarse a lo largo para facilitar la "deshidratación" del tallo, y posteriormente ser colgada a la sombra y con buena ventilación para que se seque por completo. Si la planta, o partes de ella, no ha quedado debidamente seca y se envasa en vidrio o en plástico, se echará a perder por enmohecimiento.

En la mayoría de los casos, la propiedad y fuerza medicinal de la planta cosechada en la forma que arriba se indica será la misma que si estuviera recién cortada o preparada en estado verde.

Para secar las plantas se recomienda no hacerlo a los rayos directos del sol porque, salvo excepciones, pierden la mayoría o todas sus propiedades curativas, pues el calor del sol las anula.

Al secarse o deshidratarse la planta, hierba o fruta, únicamente pierde el agua que contenía cuando estaba verde o en maduración, mientras que sus propiedades curativas, vitaminas, sales minerales y otras sustancias que contenía en estado fresco pueden seguir inalterables hasta un año después.

Después de un año de haber sido cosechada la planta, hierba, fruta, raíz o semilla, debe renovarse por otra, dado que su fuerza curativa o nutritiva se debilita paulatinamente hasta anularse, según sea el tiempo transcurrido.

Con excepción de las plantas amargas (la mayoría usada para problemas hepáticos), los preparados en té o infusión de un buen número de plantas o hierbas medicinales aumentan su eficacia curativa cuando se les agrega jugo de limón y se endulzan con miel de abejas (recordando que la miel que se produce en la región donde vivimos es más eficaz).

A continuación se explica brevemente la manera de hacer los preparados más comunes de las hierbas y plantas medicinales.

Aceite

Por lo general para uso externo o tópico, para elaborar un aceite se trituran las partes seleccionadas de la planta y se hierven en el aceite base (de oliva preferentemente). Se deja enfriar y reposar por 24 horas para luego colarse y envasarse. La proporción con el aceite es de aproximadamente el 20% de sustancias curativas.

Bálsamo

Es un medicamento elaborado con sustancias aromáticas que se aplican como remedio sobre las heridas o llagas. También las resinas aromáticas y recién cosechadas de ciertos árboles sirven como bálsamo.

Baños

Los baños terapéuticos, medicinales o de tina son aquellos en los cuales se sumerge el cuerpo en agua caliente, tibia o fría previamente preparada con el cocimiento de alguna planta curativa como pueden ser la manzanilla, la sal marina o el jengibre para estimular la circulación.

Existen varios tipos de baños, entre los cuales destacan el vapor, el sauna, el temazcal, el turco y el jacuzzi. El temazcal es casi desconocido en el Noreste, pero muy popular en el Centro y Sur de México.

Cataplasma

Es una pasta de textura blanda, cálida y húmeda de uso externo o tópico que se aplica sobre una zona de dolor para disminuir la inflamación o la tensión muscular, o bien, se aplica en casos de quemaduras superficiales, piquetes de insectos.

Un cataplasma se obtiene usando plantas con propiedades medicinales y mezclándolas con sustancias emolientes como arcilla, glicerina, harina de linaza, manteca de cerdo o vaselina. Al aplicarse se utilizan telas o lienzos de algodón preferentemente.

Chiquiadores

Así se le llama a este remedio casero, ancestral consistente en utilizar hojas frescas de plantas, como la hierbabuena, que se untan con saliva propia o con algún tipo de sebo y se colocan sobre las sienes. Son muy utilizados para quitar el dolor de cabeza.

Colirio

Es un medicamento líquido, utilizado para tratar afecciones en los ojos, como pueden ser las perrillas, la irritación, el ojo rojo causado por polvo o alergias. Los colirios caseros deben prepararse con mucha precaución, usando agua bien hervida o destilada para evitar infecciones. Los colirios más comunes son las bolsitas de manzanilla calentadas en agua hirviendo y cuando están tibias se ponen sobre los párpados, permitiendo que un poco de líquido entre a los ojos.

Compresa

Es el nombre que se le da a una gasa, lienzo o tela fina (preferentemente de algodón) que se remoja o empapa con el cocimiento de alguna planta medicinal o con algún gel curativo y se aplica externamente para cubrir heridas, contener hemorragias o dar calor local en la parte afectada del cuerpo.

Decocción (véase **Té**)

Emplasto

Es un preparado medicinal de hierbas, resinas, grasas u otros ingredientes de origen natural y se usa tópicamente para curar afecciones cutáneas, aunque también para tratar inflamaciones o dolores musculares. Por ser moldeable y adhesivo se extiende sobre la parte afectada y se puede cubrir con un lienzo o una venda.

Extracto

Es el producto líquido que se obtiene mediante técnicas para concentrar los principios activos de una planta. Existen varios métodos para hacer extractos, para lo cual se trituran las partes seleccionadas de la planta fresca o semi seca y se mete en un disolvente que puede ser agua hervida o destilada, alcohol de caña o un aceite vegetal.

1. Si es en agua, se hierve y se deja reposar hasta que la porción espesa queda en la parte inferior del recipiente y se separa del agua flotante. El resultado espeso o esencial se refrigera

para evitar su descomposición.

2. Si se utiliza alcohol de 96° o aceite vegetal como disolvente, las hojas o las flores frescas se meten en un frasco, se le echa el disolvente, se tapa y se agita con suavidad. Se deja macerando por 15 días en un sitio fresco y oscuro, agitándolo todos los días. Finalmente se filtra el líquido en un lienzo o tela fina y se almacena el frasco en un lugar fresco y oscuro.

Fomento

Líquido curativo que se aplica externamente, usando paños o lienzos calientes sobre la zona del cuerpo afectada. El fomento puede ser agua caliente o el cocimiento de alguna planta. (Véase también **Compresa**.)

Horchata

Es una bebida refrescante que se hace con arroz, semillas de melón o almendras, entre otras. El modo de prepararse es el siguiente: primero se muelen las semillas y se les va agregando agua, poco a poco, hasta formar una masa, la cual se cuela. Finalmente se le agrega más agua y se le añade algún endulzante, de preferencia miel de abejas regional o piloncillo.

Infusión (véase **Té**)

Jarabe

Bebida medicinal compuesta de agua, azúcar, jugo y alcohol. Se prepara poniendo a hervir la planta en agua por varios minutos, al punto de hervor se agrega azúcar o miel a razón de 1½ por la cantidad de agua y se deja que siga hirviendo por varios minutos más. Cuando ya está frío se cuela o se filtra y se le agrega un 10% de alcohol de caña o de mezcal y se envasa en un frasco de vidrio, almacenándose en un lugar fresco y oscuro.

Jugo

También conocido como zumo, el jugo se obtiene exprimiendo la planta o fruta con un exprimidor, en extractor o con la mano. En casos como los cítricos, es recomendable usar el exprimidor porque muchas propiedades curativas están en la cáscara.

Licor

El licor medicinal se prepara dejando macerar la planta en ron, cognac, mezcal, tequila o cualquier otro licor durante ocho o diez días. Después se cuela y queda listo para usarse de acuerdo con las indicaciones dadas.

Maceración

Es el proceso de extracción de sólido a líquido utilizado para concentrar compuestos solubles en el líquido extractante de una materia prima, como puede ser frutas, hierbas o plantas medicinales. Lo más común es utilizar agua como agente extractante, pero también hay otros vehículos como los aceites vegetales o los de grado alcohol: ron, vino de mesa, vodka, mezcal o alcohol de caña de 96°, vinagre, etc.

La materia prima se deja remojar a temperatura ambiente por varios días, agitándola con frecuencia hasta que suelte las sustancias que son su principio activo. Al producto se le da el nombre de macerado y es una técnica muy empleada para la preparación de tinturas, extractos o similares.

Existen dos tipos de maceración: en calor y en frío.

1. La maceración en calor consiste en sumergir el producto a macerar en un líquido caliente o en punto de hervor y dejarlo por un tiempo determinado para que transmita al líquido las características del producto macerado.
2. La maceración en frío es similar a la maceración en calor, pero en este caso el proceso de extracción es más lento y largo.

Pomada

Es una preparación semisólida que se elabora tomando como base un vehículo graso, como la vaselina, manteca de puerco o aceite de oliva. El vehículo se pone a fuego lento y poco a poco se vierte la tintura, el extracto o partes seleccionadas de una planta fresca. Una vez listo se deja a fuego lento hasta el punto de hervor, removiéndolo a todo momento, y luego se cuela o se filtra y se pone a enfriar.

Té

También llamado infusión, pócima, poción o tisana, consiste en verter agua hirviente sobre partes seleccionadas de la planta fresca o seca con el fin de extraerle sus principios medicinales.

Para sacar el máximo provecho del té, cuando lo que se va a utilizar son las partes blandas de la planta –hojas y flores–, primero se pone a hervir el agua y una vez en ebullición se apaga el fuego, se sumerge la planta en el agua y se tapa, dejando reposar por al menos cinco minutos. Cuando las partes a utilizar son duras –raíz, tallo o semillas–, se hierve el agua, se agregan las partes de la planta al agua en ebullición y así se deja por cinco minutos. Luego se apaga la mecha y se tapa la cocción, dejándose reposar por diez minutos antes de servirlo para beberlo.

Hay que tomar en cuenta que cuando las plantas se hierven en exceso, pierden (se volatilizan) todas o la gran mayoría de sus propiedades medicinales o nutritivas.

Tintura

La tintura es un producto líquido que se obtiene de sustancias de origen vegetal. Son muy utilizadas en herbolaria y medicina naturista. El proceso es semejante al del extracto y el de maceración, pero aquí se utiliza principalmente el alcohol o mezclas hidroalcohólicas o etereoalcohólicas.

Para preparar tinturas introdúzcase en alcohol la planta que deberá estar finamente triturada hasta resultar un polvo, pues esto facilita la acción del líquido extractivo.

Las tinturas de los vegetales que contienen resinas o materias solubles en gran cantidad se preparan por maceración, mientras que aquellos que contienen alcaloides o glucósidos como principio activo se elaboran por doble maceración o percolación.

Para conservar las tinturas es recomendable hacerlo en frascos de vidrio, de preferencia con tapón de corcho. Una vez filtrado el líquido debe envasarse y almacenarse en lugares de oscuros.

Las tinturas con principios activos fácilmente alterables, deberán renovarse periódicamente.

Véase también la forma de preparación en **Maceración**.

Tisana

Es la bebida medicinal que se obtiene después de hervir una combinación de hierbas. Véase **Té**.

Notas adicionales:

1. Mientras dura un tratamiento específico, siempre es conveniente que la persona enferma lleve una dieta adecuada y elimine,

aunque sea temporalmente, la comida chatarra, el alcohol y el tabaco, además de que, salvo excepciones, haga ejercicio hasta que sienta mejoría y su completa curación.

2. Las fórmulas de las tisanas que se administren al enfermo pueden variar mientras dura el tratamiento, buscando siempre y en todo caso el medio de mejorarlas.
3. Por lo general se recomienda que la dosis sea como la cantidad de una bolsita de té de manzanilla o que la coloración del preparado, compuesto, té, tisana o infusión no sea ni muy oscura ni muy ligera, salvo en los casos que indiquen lo contrario.

Como nota aclaratoria final: las plantas y los vegetales proporcionan a nuestro organismo casi todo lo que necesita para vivir y vivir bien: alimento sano y medicina natural, que es la mejor opción. Por este motivo, no debemos olvidar que el remedio está siempre cerca del enfermo y que, con un poco de interés o de buena voluntad, aprenderemos a conocerlo y a servirnos de él.

Parte 4

Índice de las enfermedades y plantas mencionadas en este trabajo

Ojos de boticario

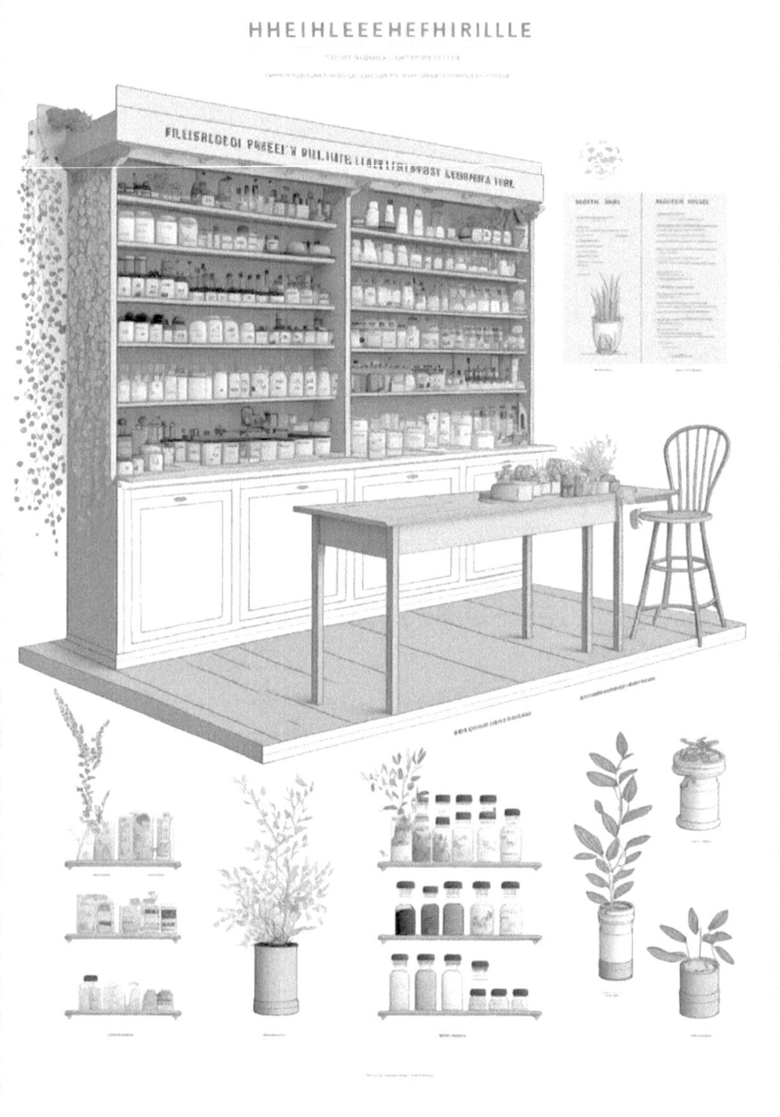

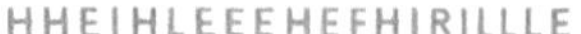

Ilustración de Magasin d'herboristerie tomada Du jardin au Flacon en Pinterest

Adelgazar:
Jamaica * Lima * Limón * Marrubio * Tejocote * Toronja. Véase también **Peso, perder**.

Afecciones bucales: Véase **Boca**.

Afrodisiaco:
Aguacate * Ajo * Hierba del sapo * Hierba del venado * Hinojo * Jengibre * Perejil.

Aftas: Véase **Boca, úlceras en la**.

Agitaciones:
Canela * Manzanilla.

Agotamiento:
físico: Véase **Cansancio**.
mental: Hierba del venado * Piña * Polen.
sexual: Hierba del venado.

Aire: Véase **Mal de aire**.

Alcalosis:
Alfalfa.

Alcalinizante:
Alfalfa * Haba * Lechuga * Plátano * Tequesquite * Uva.

Alcoholismo:
Angélica * Chaparro amargoso * Valeriana.

Alergias:
Diente de león * Limón * Miel de abeja * Polen.

Alimenticio:
Acelgas * Betabel * Calabaza * Chile * Espinacas * Salvia * Soya * Verdolaga.

Almorranas:
Gordolobo * Melón. Véase también **Hemorroides**.

Amibas:
Ajo * Chaparro amargoso * Epazote * Estafiate * Hierbabuena * Ipecacuana * Manzanilla. Véase también **Parásitos** y **Vermífugo**.

Amígdalas:
Trueno.

Amigdalitis:
Geranio.

Ampollas:
Hierba de la hormiga. Véase también **Piel** y **Quemaduras**.

ANAFRODISTA:
Sauce.

ANALGÉSICO:
Injerto * Zacate limón.

ANEMIA:
Alcachofa * Alfalfa * Betabel * Cebolla * Diente de León * Ciruelo * Espinacas * Haba * Hierba del venado * Lentejas * Maguey * Manzana * Mora * Níspero * Nogal * Ortiga * Pepino * Tomate.

ANESTÉSICO:
Clavo.

ANGINAS:
Geranio * Limón * Verbena * Vinagre.

ANOREXIA:
Angélica * Hierbabuena * Jengibre * Menta * Papaya.

ANTIÁCIDO:
Lechuga * Oreja de ratón * Pepino. Véase también **ACIDEZ**.

ANTIBACTERIAL: Véase **BACTERICIDA**.

ANTIBIÓTICO:
Ajo * Equinácea.

ANTIDEPRESIVO:
Alcanfor * Albahaca * Limón * Piña * Toronjil.

ANTIDIABÉTICO: Véase **DIABETES**.

ANTIDIARRÉICO: Véase **DIARREA**.

ANTIDISENTÉRICO: Véase **DISENTERÍA**.

ANTIEPILÉPTICO: Véase **EPILEPSIA**.

ANTÍDOTO:
Tullidora.

ANTIESPASMÓDICO: Véase **ESPASMOS**.

ANTIFEBRIL: Véase **FIEBRE**.

ANTIHELMÍNTICO:
Ajenjo * Ajo * Altamisa * Epazote.

ANTIMICROBIANO:
Ajo * Zacate limón.

ANTIOXIDANTE:
Apio * Cardo santo * Chaparro amargoso * Germen de trigo * Limón * Zacate limón.

Antiparasitario: Véase **Parásitos**.
Antipútrido: Véase **Pus**.
Antirraquítico: Véase **Raquitismo**.
Antirreumático: Véase **Reumas**.
Antiséptico:
Ajenjo * Alcanfor * Jara * Alcohol.
Antisudorífico: Véase **Sudor**.
Apendicitis:
Alfalfa * Zanahoria.
Aperitivo:
Ajenjo * Aceite de almendras * Anacua * Azafrán de campo * Berros * Clavo * Coyonoistle * Chile * Estafiate * Hierbabuena * Hinojo * Jengibre * Menta * Papaya * Simonillo * Trueno.
Apetito: Véase **Aperitivo**.
Apoplejía:
Tabaco.
Apostemas:
Berenjena.
Aromático:
Anís Estrella * Poleo * Salvia.
Arteriosclerosis:
Ajo * Culantrillo * Chile * Jengibre * Sandía * Zábila.
Artritis:
Acelga * Alfalfa * Apio * Chaparro amargoso * Diente de león * Espinacas * Girasol * Lentejas * Limón * Maíz * Malva * Manzanilla * Naranjo * Papa * Piña * Valeriana * Yuca * Zábila.
Asma:
Anacahuita * Café * Cola de caballo * Eucalipto * Floripondio * Manzana * Ortiga * Papayo * Repollo * Propoleo.
Astringente:
Barreta * Capulín * Encino * Estropajo de ixtle * Geranio * Guayabo * Lechuguilla * Marrubio * Mora * Nogal * Nopal * Olmo * Palo amarillo * Sangre de drago * Trueno * Tuna * Verbena.
Bactericida:
Ajo * Geranio * Hinojo * Lechuguilla * Limón * Propoleo.
Bacteriostática:
Propoleo * Zacate limón.

Baile de san vito: Véase **Mal de San Vito.**

Barros: Véase **Cutis.**

Bazo motor:

Alcanfor * Hierba de san Nicolás * Hinojo * Mostaza.

Bilis:

Achicoria * Boldo * Borraja * Cáscara sagrada * Chaparro amargoso * Coyonoistle * Fresno * Granado * Limón * Mariola * Naranjo * Oreja de ratón * Piña * Prodigiosa * Simonillo * Tamarindo * Tronadora * Trueno.

Blenorragia:

Garbanzo * Ortiga.

Boca:

Encino * Granado * Higuera * Mezquite.

Úlceras en la: Cola de caballo * Limón * Nogal * Olmo * Perejil * Propoleo * Trueno * Verbena * Zábila.

Borrachera:

Aceite de oliva * Berenjena * Café * Nogal.

Bronquitis:

Anacahuita * Culantrillo * Dátil * Eucalipto * Guaje * Marrubio * Menta * Ocote * Tila.

Bulimia:

Angélica * Menta.

Cabello:

Aceite de oliva * Aceite de almendras * Ajonjolí * Lechuguilla * Manzanilla * Órgano * Ortiga.

Caída del: Aguacate * Barbas de Chivo * Chicalote * Chile * Guaje * Guayabo * Huachichil * Marrubio * Órgano * Ortiga * Romero * Sangre de drago * Salvia * Vinagre.

Canas: Guayabo * Nogal * Órgano * Salvia * Sangre de drago.

Cuero cabelludo: Aceite de oliva * Estafiate * Hierba de la golondrina * Higuerilla * Lechuguilla * Vinagre * Zábila.

Fortifica el: Cola de caballo * Nogal * Ortiguilla * Vinagre.

Oscurece el: Nogal * Órgano * Salvia.

Calambres:

Cenizas vegetales.

Cálculos:

Biliares: Aceite de oliva * Alcachofa * Boldo * Doradilla * Grama * Maíz * Toronja.

RENALES: Aceite de oliva * Betabel * Calabaza * Culantrillo * Doradilla * Garbanzo * Gobernadora * Maíz * Papa * Rábanos * Toronja.

VEJIGA: Cardo santo * Garbanzo * Mostaza.

VESICALES: Gobernadora * Hierba del sapo * Toronja.

CALENTURA: Véase **FIEBRE**.

CALORÍFICO:

Canela.

CALMANTE:

Azahar * Higuera * Laurel * Lechuga * Manzana * Manzanilla * Tila * Valeriana.

CALLOS:

Ajo * Hierba de la golondrina * Peral * Siempreviva.

CÁNCER:

Chaparro amargoso * Encino * Hierba del cáncer * Manzana * Zanahoria.

ESTOMACAL: Ajo * Alfalfa * Betabel * Calabaza * Cebolla * Ciruelo * Cuachalalate * Diente de león * Lentejas * Manzana * Repollo * Salvado * Uva * Zanahoria.

CANDIDIASIS:

Ajo * Encino * Ortiga * Salvado.

CANSANCIO:

Alcanfor * Palma yuca * Polen.

CARDÍACO:

Alcanfor * Berro * Maíz * Mimbre * Palo de Brasil * Pasionaria * Real de oro * Uva.

CARMINATIVO:

Ajenjo * Albahaca * Angélica * Anís chiquito * Anís estrella * Canela * Hinojo * Jengibre * Laurel * Manzanilla * Peral * Siempreviva * Zacate limón.

CASPA:

Chaparro amargoso * Cebolla * Diente de león * Higuerilla * Limón * Papa * Vinagre.

CATARATAS:

Chaparro amargoso * Manzanilla * Pirul.

CATARRO:

Ajonjolí * Anacahuita * Avena * Ocote * Repollo * Simonillo.

Cauterizante:
Limón * Matarique * Nogal * Sal.

Cerebro (tonifica el):
Alfalfa * Café * Calabaza * Diente de león * Hierba del venado * Jengibre * Mimbre * Perejil * Piña * Polen * Romero * Trueno * Aceite de almendras * Levadura de cerveza.

Chancro:
Doradilla.

Ciática:
Ajo * Álamo blanco * Artemisa * Maíz * Mandarina * Romero * Tomillo.

Cicatrizante:
Cola de caballo * Hiedra rastrera * Maguey * Matarique * Nogal.

Circulación:
Ajenjo * Cardo santo * Chaya * Cola de caballo * Hierba de la virgen * Jengibre * Ortiga * Palo de Brasil * Rábano * Rosa de Castilla.

Cirrosis:
Cola de caballo * Hinojo * Prodigiosa * Tomillo.

Cistitis:
Diente de León * Grama * Nopal * Papa. Véase también **Diuréticos.**

Cizotes:
Higuera.

Cólera:
Zacate limón.

Colesterol malo (LDL):
Ajo * Alfalfa * Chaya * Diente de león * Haba * Lecitina de soya * Nopal * Oreja de ratón * Soya * Tomillo * Zábila * Aceite de coco * Aceite de oliva.

Cólicos:
Comino * Equinácea * Hierbanís * Jamaica * Manzanilla * Menta * Real de oro * Rosa de Castilla * Siempreviva * Toronjil * Zacate limón.
Biliares: Achicoria.
Hepáticos: Simonillo.
Infantiles: Menta * Rosa de Castilla.
Menstruales: Apio * Aguacate * Muicle * Prodigiosa.

Colirio:

Hinojo * Limón * Manzanilla * Rosa de Castilla. Véase también **ojos.**

Colitis:

Ajo * Alfalfa * Cáscara sagrada * Diente de león * Granado * Lechuga * Manzanilla * Papayo * Romero * Sen * Valeriana * Zábila.

Colon:

Ajenjo * Alfalfa * Café * Cáscara sagrada * Gordolobo * Hinojo * Jengibre * Manzana * Sen.

Conceptivo:

Canela * Hierba de san Nicolás * Hierba del venado.

Conjuntivitis:

Chaparro amargoso * Manzanilla * Rosa de Castilla.

Contusiones:

Alicoche * Árnica * Hierba del golpe * Lechuguilla * Rábano * Romero * Zábila.

Convulsiones:

Muérdago.

Corazón:

Alcanfor * Berros * Betónica.

Debilidad del: Cardo santo * Chisme.

Problemas del: Ajo * Flor de manita * Maíz.

Véase también **Cardíaco**.

Cruda:

Jengibre * Ruda.

Cutis:

Aguacate * Barbas de chivo * Betabel * Cebolla * Limón * Manzanilla * Manzano * Pepino * Romero * Tomillo * Alcohol * Miel de abeja.

Cutáneo: Véase **Piel**.

Debilidad:

Berros * Lentejas * Maíz * Mostaza.

Sexual: Cebolla.

Visual: Girasol * Orégano.

Depresión:

Albahaca * Limón * Polen * Toronjil.

Depurativo:

Achicoria * Alcachofa * Apio * Berros * Betabel * Cebada * Cenizas vegetales * Cola de caballo * Culantrillo * Diente de león * Doradilla * Durazno * Grama * Lima * Limón * Maguey * Mandarina * Manzano * Melón * Naranjo * Níspero * Nopal * Olmo * Peral * Piña * Rábano * Sandía * Tianguis * Uva * Zarzaparrilla * Incienso.

Dermatitis:

Barbas de chivo * Canelo * Diente de león * Zábila.

Descongestionante:

Eucalipto.

Desinfectante:

Eucalipto * Gobernadora * Hinojo * Limón * Maíz * Incienso * Sal.

Desinflamante:

Álamo blanco * Alcachofa * Alfalfa * Borraja * Equinácea * Geranio * Gordolobo * Manzana * Manzanilla * Pasionaria * Plátano * Prodigiosa * Romero * Saúco * Tomate * Trueno * Propoleo. Véase también **Inflamaciones**.

Desintoxicante: Véase **Intoxicación**.

Diabetes:

Ajo * Alcachofa * Berro * Diente de león * Lantrisco * Matarique * Mora * Nopal * Oreja de ratón * Palo amarillo * Prodigiosa * Tronadora.

Diarrea:

Arrayán * Barreta * Borraja * Capulín * Chaparro amargoso * Cebada * Cenizo * Cola de caballo * Comino * Encino * Geranio * Gordolobo * Granado * Guayabo * Limón * Maíz * Manzanilla * Matarique * Níspero * Papaya * Piña * Plátano * Sauce * Tequesquite * Toronjil * Tuna * Vinagre.

Dientes:

Barreta * Limón * Maíz * Palo de Brasil * Pirul * Romero * Salvia * Sangre de drago * Tomillo * Cenizas vegetales.

Digestivo:

Achicoria * Ajenjo * Aceite de almendras * Altamisa * Anís chiquito * Anís estrella * Azafrán * Boldo * Café * Chaya * Chile * Epazote * Eucalipto * Gordolobo * Hierbabuena * Hinojo * Hojasé * Jengibre * Laurel * Manzanilla * Menta * Papayo * Parraleña * Piña * Prodigiosa * Romero * Rosa de Castilla * Salvado * Tequesquite * Tomillo * Toronja * Trueno * Valeriana * Zábila * Zacate limón * Aceite de oliva.

Disentería:

Ajenjo * Arrayán * Capulín * Chaparro amargoso * Cenizo * Cola de caballo * Encino * Gordolobo * Hierba de la virgen * Huizache * Ipecacuana *Limón * Malva * Mezquite * Muicle * Níspero * Pitaya * Salvado * Toronjil * Tronadora * Tuna * Vinagre.

Dispepsia:

Berro * Hinojo * Huizache * Manzanilla * Menta * Papayo * Poleo.

Diurético:

Achicoria * Ajo * Albahaca * Anís chiquito * Apio * Árnica * Azafrán de campo * Berros * Betabel * Borraja * Cabellos de elote * Café * Camote de lipana * Cañafístula * Cardo santo * Cebada * Cebolla * Cola de caballo * Coyonoistle * Cuachalalate * Culantrillo * Diente de león * Doradilla * Durazno * Gobernadora * Grama * Granado * Hierba de la hormiga * Hierba del sapo * Hierba del venado * Hojas de naranjo agrio * Jamaica * Jícama * Lechuga * Lima * Maíz * Malva * Mango * Maguey * Maíz * Manzanilla * Marrubio * Melón * Naranjo * Níspero * Nopal * Oreja de ratón * Palo amarillo * Palo azul * Palo de Brasil * Papa * Papayo * Pepino * Peral * Perejil * Pingüica * Piña * Pitaya * Rábano * Salvia * Sandía * Tamarindo * Tejocote * Toronja * Tronadora * Tuna * Uva * Zacate limón.

Diverticulosis:

Alfalfa * Jengibre.

Dolor:

en articulaciones: Col.

de cabeza: Acelgas * Apio * Boldo * Café * Chicalote * Floripondio * Hierbabuena * Manzana * Naranjo * Repollo * Romero * Salvia * Tomillo * Verbena * Verdolaga * Vinagre.

de costado: Avena.

de espalda: Cola de Caballo * Pasionaria * Sauce * Tomillo.

de muelas: Clavo * Higuera * Maguey * Malva * Mejorana * Menta * Mora * Romero * Tomillo * Propoleo.

Menstruales: Jengibre.

Musculares: Árnica * Girasol * Marrubio * Mostaza * Ortiga.

Drogadicción:

Lechuga * Manzanilla * Valeriana.

Ductos seminales:

Hierba de san Nicolás.

Eczema:

Aguacate * Borraja * Cardo santo * Propoleo * Toronja * Zábila * Zarzaparrilla * Aceite de oliva * Vinagre.

Edema:

Ajo * Alfalfa * Cola de caballo * Diente de león * Zarzaparrilla * Cabellos de elote.

Elefantiasis:

Guácima.

Embriaguez: Véase **Borrachera.**

Emenagogo:

Aguacate * Ajenjo * Albahaca * Angélica * Anís chiquito * Altamisa * Artemisa * Culantrillo * Epazote * Papayo * Perejil * Romero.

Emoliente:

Acacia * Achicoria * Aceite de coco * Borraja * Higuera * Ipecacuana * Malva * Mango * Manzanilla * Muérdago * Salvado * Simonillo * Soya.

Empacho:

Consuelda * Prodigiosa * Rosa de Castilla.

Encías:

Barreta * Berros * Cuachalalate * Encino * Geranio * Girasol * Granado * Limón * Mora * Pirul * Trueno * Zábila.

Enema: Véase **Lavativas**.

Energetizante:

Polen. Véase también **Fortificante**.

Enfermedades venéreas:

Mala mujer * Ortiga * Palo amarillo * Zábila * Zarzaparrilla * Cenizas vegetales.

Enfisema:

Ajo * Rábano * Romero * Tomillo * Zábila.

Enfriamiento: Véase **Resfriado**.

Envejecimiento: Véase **Longevidad**.

Epilepsia:

Aguacate * Artemisa * Flor de manita * Muicle * Retama * Tumbavaqueros * Valeriana.

Erisipela:

Nochebuena * Siempreviva * Zábila.

Erupciones:
Belén * Borraja * Cebada * Hierba de la golondrina * Mostaza * Nogal.

Escarlatina:
Borraja * Saúco.

Esclerosis:
Alfalfa * Girasol * Limón * Salvado.

Escorbuto:
Berros * Limón * Mango * Naranja * Tamarindo * Toronja.

Espasmos:
Alfalfa * Artemisa * Cenizas vegetales * Cola de caballo * Jengibre * Manzanilla * Pasionaria * Tomate * Valeriana.

Espinillas: Véase **Cutis**.

Espolones:
Ajo * Árnica * Manzanilla * Propoleo.

Esquizofrenia: Véase también: **Psicosis**.
Salvia.

Estimulante:
Ajenjo * Ajo * Albahaca * Altamisa * Arrayán * Artemisa * Berros * Betónica * Café * Clavo * Colima * Dátil * Geranio * Hinojo * Jengibre * Mimbre * Muicle * Polen * Saúco * Zacate limón * Aceite de almendras.

Estomacal:
Angélica * Arrayán * Boldo * Canela * Clavo * Comino * Consuelda * Diente de león * Guayabo * Hierba de la golondrina * Hierba del cáncer * Hierbanís * Hierbabuena * Hinojo * Hojasé * Ipecacuana * * Lantana cámara * Laurel * Malva * Manzanilla * Marrubio * Mirto * Muicle * Nopal * Oreja de ratón * Palma yuca * Parraleña * Poleo * Prodigiosa * Real de oro * Tequesquite * Toronjil * Tronadora * Tuna cardona * Ventosidad * Miel de abeja.

Estreñimiento:
Acelga * Berros * Jamaica * Malva * Mariola * Naranja * Sen * Simonillo * Tamarindo * Salvado.

Estrés (Tensión):
Encino * Hojas de naranjo agrio * Laurel * Muicle * Pasionaria * Rosa de Castilla * Toronjil * Valeriana * Verbena * Incienso. Véase también **Tranquilizante**.

Exceso de grasa:
Limón * Soya.

Excitante:
Jengibre * Trueno.

Expectorante:
Ipecacuana * Manzana * Mimbre * Ocote * Orégano * Poleo.

Faringitis:
Algodón.

Fatiga:
Ajo * Diente de león * Hierba del venado * Polen

Febrífugo:
Ajenjo * Altamisa * Árnica * Marrubio * Retama.

Fertilidad: Véase **Conceptivo**.

Fiebre:
Borraja * Cenizo * Huachichil * Jengibre * Limón * Manteca de puerco * Orégano * Papayo * Saúco * Tamarindo * Tianguis * Tomillo * Verbena.

Fisuras:
Aceite de palo.

Flatulencias:
Anís chiquito * Anís estrella * Canela * Comino * Hierbanís * Hierbabuena * Jengibre * Limón * Naranjo * Papayo * Tomillo * Toronjil * Valeriana * Ventosidad * Zacate limón.

Flemas:
Higuera.

Flores blancas: Véase **Candidiasis** y **Leucorrea**.

Flujos blancos: Véase **Candidiasis** y **Leucorrea**.

Fortificante:
Calabaza * Chaya * Consuelda * Frijol * Hierro * Limón * Soya.

Fracturas:
Véase **Huesos**.

Frialdad:
Canela * Hierba de san Nicolás * Ventosidad.

Frigidez:
Hierba del venado * Polen * Zarzaparrilla.

Fungicida: Véase **Hongos.**

Galactófero:
Achicoria.

Galactógeno:
Ajonjolí * Alfalfa * Anís chiquito * Garbanzo * Hinojo * Lentejas * Menta * Nochebuena * Perejil * Plátano * Zanahoria.

Ganglios:
Plátano.

Gangrena:
Chile * Encino * Jengibre * Zábila.

Garganta:
Gordolobo * Granado * Guaje * Mezquite * Miel de abeja * Mora * Olmo * Siempreviva.

Gases: Véase **Flatulencias.**

Gástrico: Véase **Digestivo** y **Estomacal.**

Gastritis:
Chaya * Jengibre * Manzanilla * Nopal * Prodigiosa * Tronadora * Valeriana * Zábila.

Gastroenteritis:
Malva.

Gastrointestinal:
Avena.

Glándulas: (Véase también **Sistema endocrino**)
mamarias: Véase **Senos.**
pituitaria: Alfalfa * Cola de caballo.
tiroides: Rábano.

Glaucoma:
Betabel * Chile.

Golpes:
Alcanfor * Alicoche * Encino * Hierba del golpe * Lechuguilla * Maguey * Rábano * Romero.

Gonorrea:
Granado * Guaco * Maguey * Pingüica.

Gota:
Alcanfor * Angélica * Betónica * Borraja * Consuelda * Fresno * Girasol * Jícama * Lentejas * Limón * Maíz * Malva * Mandarina * Muérdago * Papa * Sandía * Tomillo * Uva.

Granos:
Barbas de chivo * Belén * Hierba del cáncer * Higuera * Limón * Malva * Manteca de puerco * Zarzaparrilla.

Grasa (exceso de):
Limón * Soya.

Gripe:
Equinácea * Jengibre * Limón * Naranjo * Valeriana.

Hemorragias:
Cenizo * Cola de caballo * Eucalipto * Geranio * Muérdago * Salvia.
NASALES: Cola de caballo * Ortiga.
MENSTRUALES: Muérdago.
PULMONARES: Ortiga.

Hemorroides:
Berenjena * Cola de caballo * Sangre de drago. Véase también **Almorranas**.

Hepático:
Acelgas * Achicoria * Alcachofa * Berros * Boldo * Cardo santo * Cáscara sagrada * Cenizo * Cola de caballo * Coyonoistle * Lima * Mariola * Melón * Mostaza * Pepino * Prodigiosa * Salvia * Simonillo * Tamarindo * Tomate * Zanahoria * Aceite de oliva.

Hepatitis:
Diente de león * Zarzaparrilla.

Heridas:
Acelgas * Cola de caballo * Doradilla * Eucalipto * Gobernadora * Maguey * Maíz * Muérdago * Nogal * Nopal * Pirul * Tullidora * Cenizas vegetales. Véase también: **Cicatrizante**.

Hernias:
Coyonoistle.

Herpes:
Diente de león * Mostaza * Zábila * Zarzaparrilla.

Hidratante:
Coyonoistle * Papayo * Pepino.

Hidropesía:
Boldo * Olmo * Ortiga * Pingüica * Piña.

Hígado:
Alfalfa * Apio * Betabel * Grama * Hinojo * Limón * Mandarina *

Mariola * Marrubio * Matarique * Níspero * Pepino * Piña * Toronja * Zanahoria. Véase también: **Hepático**.

Higiene corporal:

Estropajo de ixtle.

Hinchazones:

Berros * Cenizas vegetales * Guayabo * Malva * Nopal * Orégano.

en las manos: Higuera.

en los pies: Hierba del golpe.

Hipertensión:

Ajo * Cola de caballo * Diente de león * Hinojo * Manzanilla * Muérdago * Polen * Romero.

Hipertiroidismo:

Borraja.

Hipo:

Palo azul.

Hipocondria:

Verbena.

Hipoglucemia:

Alcachofa * Diente de león * Manzana * Polen * Salvado.

Hipotensión:

Ajo * Diente de león * Jamaica * Limón.

Hipotiroides:

Alfalfa * Berros * Diente de león * Zarzaparrilla.

Histerismo:

Ruda.

Hongos:

Ajo * Alfalfa * Geranio * Romero * Salvia * Sangre de drago * Toronja * Zábila * Estropajo de ixtle * Miel de abeja * Propoleo.

Huesos:

Aceite de palo * Cola de caballo * Lechuga.

Dolores de los: Coyonoistle.

Fracturas: Aceite de palo * Coyonoislte * Guácima * Sacasil.

Fortalecer los: Zarzaparrilla * Propoleo.

Humectante:

Mango * Muérdago * Simonillo * Zábila * Aceite de coco.

Incontinencia de la orina:

Canela * Cola de caballo * Hierba del venado * Cabellos de elote.

Ictericia:

Cenizo * Cola de caballo * Guayabo * Orégano * Piña * Prodigiosa * Simonillo * Zanahoria.

Impotencia:

Aguacate * Canela * Cebolla * Chile * Hierba del venado * Zarzaparrilla.

Indigestión:

Ajo * Alfalfa * Comino * Guayabo * Hierbabuena* Ipecacuana * Manzanilla * Menta * Polen * Salvia * Zábila.

Infecciones:

Ajo * Berenjena * Betónica * Chaparro amargoso * Equinácea * Orégano * Piña * Tullidora.

VIRALES: Hierba del gato.

Inflamaciones:

Acelgas * Ajo * Álamo blanco * Cebada * Encino * Lima * Zábila.

EXTERNAS: Véase **Golpes**, **Contusiones** e **Hinchazones**.

GÁNGLEOS, DE LOS: Plátano.

INTERNAS: Granado * Maíz * Malva * Níspero.

Insectos:

Borraja * Guaco * Perejil * Poleo.

Insolación: Chaparro amargoso * Coyonoistle * Haba * Pepino * Sandía * Tomate.

Insomnio:

Albahaca * Floripondio * Hojas de naranjo agrio * Lechuga * Limón * Manzana * Manzanilla * Tila * Valeriana. Véase también **Somnífero**.

Intestinos:

Avena * Encino * Granado * Menta * Orégano * Papayo * Piña * Simonillo * Miel de abeja.

Intoxicación:

POR ALUMINIO: Ajo * Alfalfa * Soya.

AMBIENTAL: Ajo * Alfalfa * Diente de león * Propoleo.

POR CADMIO: Alfalfa * Calabaza * Manzana * Salvado.

POR COMIDA: Ajenjo * Alcanfor* Alfalfa * Ipecacuana.

POR MERCURIO: Ajo * Cebolla * Manzana * Salvado * Zarzaparrilla .

Irritación:

Avena * Azafrán * Melón.

de la piel: Véase **Piel.**

del recto: Vinagre.

Juanetes:

Ajo * Árnica * Manzanilla * Propoleo.

Jugos gástricos: Véase **Digestivo.**

Lavativas:

Arrayán * Café.

Laxante:

Achicoria * Ajonjolí * Alcachofa * Alfalfa * Betabel * Cañafístula * Cáscara sagrada * Chía * Cebada * Ciruelo * Chaya * Durazno * Espinacas * Higuera * Jamaica * Lechuga * Lentejas * Limón * Mandarina * Mango * Melón * Mora * Naranjo * Níspero * Nopal * Papayo * Peral * Plátano * Rosa de Castilla * Sen * Tamarindo * Uva * Zábila * Aceite de almendras * Aceite de oliva * Miel de abejas.

Leche materna: Véase **Galactógeno.**

Lepra:

Guácima * Jara * Zarzaparrilla.

Leucemia:

Cáscara sagrada * Chaparro amargo.

Leucorrea:

Ajo * Arrayán * Hierba del cáncer * Muérdago * Ortiga * Pingüica.
Véase también **Candidiasis.**

Lombrices: Véase **Parásitos.**

Lucidez mental: Véase **Cerebro** y **Memoria.**

Lubricante: Véase **Emoliente.**

Lumbago: Véase **Dolor de espalda.**

Llagas:

Betónica * Doradilla * Guayabo * Hierba del golpe * Jara * Nogal * Pirul * Sauce * Siempreviva * Verbena.

Mal aliento:

Alfalfa * Boldo * Cola de caballo * Limón * Manzana * Menta * Ruda * Salvia * Tomillo.

Mal de aire:

Mirto * Ventosidad.

Mal de orina: Véase **Diurético** y **Renal.**

Mal de san Vito:
Artemisa * Epazote * Tumbavaqueros.

Mal de Parkinson:
Betónica * Nogal * Papa * Plátano * Salvia.

Mareos: Véase **Náuseas** y **Vértigo.**

Memoria (estimula la):
Anís chiquito * Piña * Polen * Romero * Soya * Aceite de almendras.

Meningitis:
Hierba del gato.

Menopausia:
Hierba del venado * Muicle * Pasionaria * Salvia * Soya.

Menstruación:
Aguacate * Azafrán * Café * Capulín * Cardo santo * Garbanzo * Injerto * Jengibre * Manzanilla * Marrubio * Muicle * Naranjo * Orégano * Poleo * Prodigiosa * Ruda * Tomillo * Valeriana * Verbena.

Metabolismo:
Berro.

Migraña:
Ajenjo * Angélica * Jengibre * Menta * Romero * Salvia * Valeriana.

Mordeduras:
Guaco.
de perro: Hierbabuena.
de serpiente: Ajo * Árnica * Equinácea * Guaco * Maguey * Ruda.

Moretones:
Ajo * Romero * Zábila. Véase **Dolores musculares.**

Náuseas:
Ajo * Hierbabuena * Jengibre * Manzanilla * Menta.

Nefritis:
Culantrillo * Grama * Maíz.

Nervios:
Alfalfa * Boldo * Colima * Jengibre * Manzanilla * Muicle * Pasionaria * Piña * Polen * Tumbavaqueros * Uva * Valeriana * Alcanfor.

Neuralgia:
Capulín * Higuera * Matarique * Ocote * Pasionaria * Valeriana * Zacate limón * Salvado.

Ninfomanía:
Sauce.

Nutritivo:
Ajo * Cebolla * Espinaca * Limón * Tomate.

Obesidad:
Apio * Chaya * Girasol * Lima * Manzana * Marrubio * Melón * Nopal * Rábano * Toronja * Trueno * Uva * Salvado.

Oídos:
Ajo * Albahaca * Angélica * Boldo * Cebolla * Lantana cámara * Manzanilla * Mejorana * Ruda * Aceite de oliva.

Ojos:
Boldo * Chía * Cebada * Hinojo * Manzanilla * Mezquite * Orégano * Rosa de Castilla * Verbena * Zanahoria.

NUBES EN: Véase **Cataratas** y también **Colirio**.

Órganos reproductivos y sexuales:
Girasol * Hierba de san Nicolás.

Orzuelos:
Levadura de cerveza.

Osteoporosis:
Cola de caballo * Diente de león.

Palpitaciones:
Pasionaria.

Paludismo:
Fresno * Guácima.

Páncreas:
Tuna.

Paperas:
Real de oro * Tomate.

Parálisis:
Cebolla * Clavo * Jengibre.

Parásitos:
Ajo * Calabaza * Cáscara sagrada * Chaparro amargoso * Cebolla * Doradilla * Durazno * Epazote * Estafiate * Granado * Guayabo * Hierbabuena * Higuerilla* Ipecacuana * Manzanilla * Repollo * Sandía * Tianguis * Verdolaga * Alcanfor.

Párpados:
Cola de caballo * Papa * Pepino * Rosa de Castilla * Aceite de oliva.

PARTO:
Canela * Estafiate * Hierba del cáncer * Oreja de ratón * Salvia * Tuna cardona.

PECAS:
Barbas de chivo * Cebolla * Limón * Rábano.

PECTORAL:
Avena * Borraja * Bugambilia * Gordolobo * Mango * Marrubio * Papayo * Zanahoria * Alcanfor.

PECHO: Véase **PECTORAL.**

PELO: Véase **CABELLO.**

PERRILLAS:
Cebada.

PESO (aumentar de):
Maíz.

PESO (bajar de): Véase **OBESIDAD.**

PESTE:
Plátano.

PICADURAS:
Ajo * Borraja * Equinácea * Guaco * Manzanilla * Perejil * Verdolaga * Zábila.

PIE DE ATLETA:
Ajo.

PIEDRAS: Véase **CÁLCULOS.**

PIEL:
Acacia * Angélica * Barbas de chivo * Belén * Borraja * Calabaza * Canelo * Cardo santo * Chaparro amargoso * Cebada * Cuachalalate * Chicalote * Encino * Estafiate * Gobernadora * Guácima * Haba * Hierba de la golondrina * Higuera * Hinojo * Limón * Maíz * Malva * Mandarina * Mango * Manzana * Manzanilla * Melón * Mostaza * Muérdago * Olmo * Órgano * Papayo * Pasionaria * Pepino * Perejil * Pirul * Rosa de Castilla * Sangre de drago * Simonillo * Soya * Tepezcohuite * Tomate * Toronja * Tullidora * Verbena * Verdolaga * Zarzaparrilla * Aceite de oliva * Aceite de almendras * Alcanfor * Estropajo de ixtle * Manteca de puerco * Víbora de cascabel.

PIORREA:
Pirul.

Pleuresía:

Cebada. Véase también **Pulmonía**.

Presión arterial:

alta: Ajo * Apio * Culantrillo * Soya.

baja: Chile.

Próstata:

Calabaza * Cola de caballo * Hierba del venado * Papa * Peral * Perejil * Pingüica * Cabellos de elote * Polen.

Priapismo:

Sauce.

Prurito:

Orégano.

Psicosis:

Salvia. Véase también **Esquizofrenia**.

Psoriasis:

Aguacate * Barbas de chivo * Borraja * Cardo santo * Chaparro amargoso * Diente de león * Sangre de drago * Verbena * Vinagre * Zábila * Zarzaparrilla * Aceite de oliva * Propoleo.

Pulmonía:

Alfalfa * Cebada * Jengibre.

Pulmón:

Borraja * Bugambilia * Equinácea * Eucalipto * Gordolobo * Hinojo * Marrubio * Ortiga * Zarzaparrilla.

Purgante:

Betónica * Cañafístula * Higuerilla * Mora * Palo amarillo * Sen * Tamarindo * Zábila.

Pus:

Cola de caballo * Pirul * Carbón vegetal * Cenizas vegetales.

Quemaduras:

Acacia * Calabaza * Gordolobo * Haba * Pepino * Sandía * Siempreviva * Tepezcohuite * Tomate * Zábila * Cenizas vegetales * Vinagre.

Quistes:

Azafrán * Berenjena * Berro * Borraja * Capulín * Chaparro amargoso * Hiedra rastrera * Higuera * Zábila.

en los ovarios: Zarzaparrilla.

Rabia:
Hierbabuena.

Radiación:
Manzana.
por quimioterapia: Hinojo.
por Rayos X: Aguacate * Chaparro amargoso * Limón * Aceite de oliva.

Raquitismo:
Alfalfa * Ciruelo * Haba * Lentejas * Maguey * Maíz * Nogal * Plátano * Tomate.

Reconstituyente:
Alcachofa * Café * Canela.

Refrescante:
Arcilla * Hierba del venado * Jamaica * Jícama * Pitaya * Sandía * Tamarindo.

Relajante:
Albahaca * Azahar * Salvia.

Renal:
Álamo blanco * Alfalfa * Berenjena * Cabellos de elote * Calabaza * Camote de lipana * Cebada * Cola de caballo * Diente de león * Gobernadora * Granado * Hierba del venado * Hinojo * Maíz * Maguey * Mandarina * Oreja de ratón * Palo azul * Palo de Brasil * Pingüica * Sandía * Tejocote * Tuna * Uva. Véase también **Diurético**.

Resfriados:
Ajonjolí * Canela * Equinácea * Huachichil * Naranjo * Saúco * Tila.

Respiratorio: Véase **Pectoral**.

Retraso mental:
Manzanilla * Salvia.

Reumas:
Ajo * Apio * Artemisa * Lechuguilla * Matarique * Muérdago * Ocote * Orégano * Ortiga * Papa * Romero * Sandía * Salvado.

Reumatismo:
Albahaca * Azafrán de campo * Boldo * Cebolla * Consuelda * Diente de león * Espinacas * Fresno * Girasol * Gobernadora * Guayabo * Lantana cámara * Lechuguilla * Lentejas * Limón * Mandarina * Manzanilla * Mejorana * Orégano * Palo amarillo * Tomillo * Zacate limón * Alcanfor.

Revulsivo:
Alcanfor.

Riñón: Véase **Renal**.

Ronchas: Véase **Granos** y **Piel**.

Ronquera:
Mora * Repollo.

Rozaduras:
Hierba del pajarito.

Rostro: Véase **Cutis**.

Saborizante:
Canela.

Salpullido:
Hierba del pajarito * Manteca de puerco * Vinagre.

Sangre:
Hierba de la virgen.
alcaliniza la: Haba * Lechuga * Plátano. Véase también **Acidez**.
cáncer en la: Véase Leucemia.
enriquece la: Consuelda * Nogal.
purifica la: Alcachofa * Cardo santo * Chaparro amargoso * Cebada * Culantrillo * Diente de león * Doradilla * Lima * Limón * Mango * Manzana * Ortiga * Peral.

Sarampión:
Borraja * Jengibre * Saúco * Zábila.

Sarna:
Ajo * Calabaza * Chicalote * Mostaza * Orégano

Satiriasis:
Sauce.

Seborrea:
Aciete de oliva * Barbas de chivo * Chaparro amargoso * Diente de león * Higuerilla * Limón * Papa * Vinagre.

Sed (corta la):
Ciruelo * Coyonoistle * Hierba del venado * Jícama.

Sedante:
Apio * Betabel * Capulín * Pasionaria * Plátano * Tila.

Senilidad: Véase **Longevidad**.

Senos:
Alfalfa * Zanahoria * Salvado.
Sífilis:
Guácima * Guaco * Maguey * Zarzaparrilla.
Síndrome de down:
Salvia.
Síndrome premenstrual:
Diente de león * Jengibre * Manzanilla * Muicle * Zarzaparrilla.
Sinusitis:
Anís chiquito * Polen * Propoleo.
Sistema:
endócrino: Cola de caballo * Zarzaparrilla.
inmunológico: Alfalfa * Chaparro amargoso * Equinácea * Naranjo * Limón * Propoleo.
nervioso: Véase **Nervios**.
respiratorio: Anacahuita * Poleo.
Somnífero:
Cebada * Hojas de naranjo agrio * Lechuguilla * Mango * Manzana * Pasionaria * Zanahoria.
Sordera: Véase **Oídos**.
Sudor:
Alcanfor * Angélica * Chile * Gobernadora * Hiedra rastrera* Ipecacuana * Jara.
Sudorífico:
Angélica * Borraja * Colima * Geranio* Ipecacuana * Jara * Limón * Orégano * Retama * Saúco * Tornonjil * Zarzaparrilla.
Sueño, quita el:
Café.
Tabaquismo:
Espinacas * Melón * Repollo * Valeriana * Zanahoria.
Tenia:
Calabaza * Granado.
Tétanos:
Tullidora.
Tiña:
Ajo * Culantrillo * Chicalote * Mostaza

Tiroides: Véase **Glándulas**.

Tisis:

Berros.

Tónico:

Achicoria * Ajenjo * Alfalfa * Anís estrella * Arrayán * Artemisa * Azafrán * Berros * Betabel * Calabaza * Clavo * Hierba de san Nicolás * Hierba del venado * Jengibre /Mango * Mimbre * Mora * Palo amarillo * Perejil * Real de oro * Zábila * Polen.

Tos:

Aguacate * Anacahuita * Bugambilia * Eucalipto * Guácima * Guaje * Jengibre * Limón * Menta * Mimbre * Ocote * Orégano * Salvia * Saúco * Tejocote * Tila * Zanahoria.

Tranquilizante:

Anís chiquito * Azahar * Cebada * Cedrón de Castilla * Colima * Encino * Flor de manita * Hojas de naranjo agrio * Lechuga * Limón * Mango * Manzana * Manzanilla * Menta * Poleo * Rosa de Castilla * Tila * Valeriana * Zanahoria * Incienso.

Trombosis:

Sandía.

Tuberculosis:

Anacahuita * Betónica * Plátano.

Tullimiento:

Durazno.

Tumores:

Apio * Chaparro amargoso * Maíz * Miel de abeja.

Úlceras:

Berro * Betónica * Cola de caballo * Cuachalalate * Encino * Hierba de la golondrina * Maguey * Maíz * Matarique * Olmo * Ortiga * Sauce * Siempreviva * Verbena * Víbora de cascabel * Zanahoria * Aceite de almendras. Véase también **Boca**.

Uñas:

Ajo * Cola de caballo * Malva * Romero * Sal.

Uretritis:

Nopal.

Vaginal:

Arrayán * Encino * Muérdago * Romero * Sangre de drago.

VARICELA:
Borraja * Real de oro.

VÁRICES:
Betónica * Cebolla * Cuachalalate * Chile * Hierba de la virgen * Jengibre * Maíz * Ortiga.

VEJIGA:
Álamo blanco * Calabaza * Cebada * Diente de león * Garbanzo * Grama * Hierba del venado * Maíz * Mostaza * Nopal * Papa * Pingüica * Rábano. Véase también **DIURÉTICO**.

VENÉREO: Véase **ENFERMEDADES VENÉREAS**.

VENTOSAS:
Tianguis.

VERMÍFUGO:
Aguacate * Ajeno * Ajo * Albahaca * Berros * Epazote * Higuera* Ipecacuana * Papayo * Sandía * Toronja * Verdolaga. Véase también **PARÁSITOS**.

VERRUGAS:
Hierba de la golondrina * Sauce.

VÉRTIGO:
Chaparro amargoso * Diente de león.

VESÍCULA:
Alcachofa * Pingüica.

VÍAS RESPIRATORIAS:
Eucalipto * Menta * Alcanfor. Véase también **PULMÓN**.

VÍAS URINARIAS: Véase **RENAL**.

VIENTRE:
Berro * Boldo.

VIGORIZANTE:
Maíz.

VIRILIDAD:
Hierba de san Nicolás.

VIRUS:
Chaparro amargoso * Equinácea * Propoleo.

VISTA: Véase **COLIRIO, DEBILIDAD VISUAL** y **OJOS**.

VITALIDAD: Véase **VIGORIZANTE**.

VOMITIVO:

Betónica.

VÓMITOS:

Mirto.

VULNERARIO:

Rosa de Castilla.

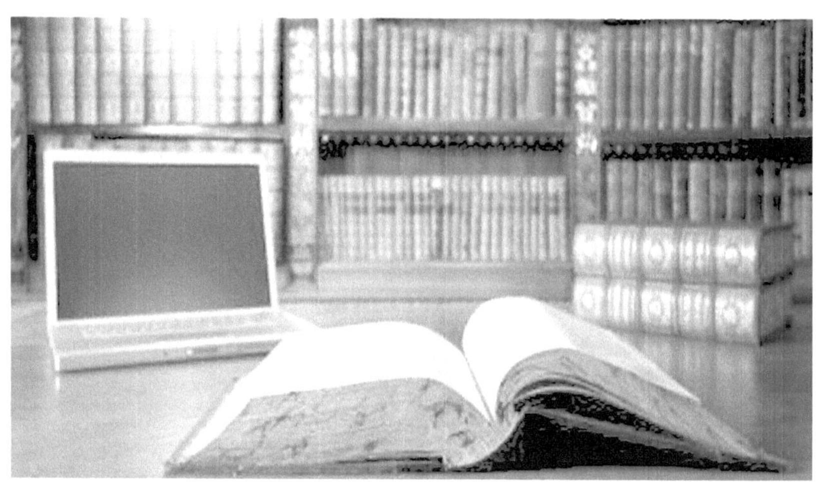

Imagen propiedad de Richard Dragg. Tomada de Pinterest.

Bibliografía

Álvarez A., Héctor. *Diccionario de herbolaria*. Editorial Posada, México. 1991.

Aubrey, Hampton. *Natural Ingredients Dictionary*. Organica Press, U.S.A. 1994.

Ávila, Margarita. *Joven y sano con la alimentación natural*. Editores Unidos Mexicanos. 3ª edición, México. 1985.

Balch F., James and Balch A., Phyllis. *Prescription for Nutritional Healing*. Avery Publishing Group Inc., U.S.A. 1990.

Boxer, Arabella & Back, Phillippa. *The Herb Book*. Octopus Books Limited, England. 1980.

Coon, Nelson. *The Dictionary of Useful Plants*. Rodale Press, U.S.A. 1974.

Diccionario enciclopédico Espasa. Espasa-Calpe S.A. editores, Madrid, España. 1988.

Diccionario médico práctico para el hogar. Ed. América, Panamá. 1987.

Diccionario pequeño Larousse ilustrado. Ed. Larousse, México. 1990.

Fierro, Luis Carlos y Oswaldo Antonio Abez. *Glosario inglés-español de términos utilizados en el manejo de pastizales y ganadería*. Chihuahua, Chihuahua, México. 1988.

García R., Heriberto. *Enciclopedia de plantas medicinales mexicanas*. Ed. Posada 3ª edición, México. 1983.

González Elizondo, Martha. *Algunas plantas silvestres comestibles en los municipios de Mina, Linares y Doctor Arroyo, Nuevo León, México*. Tesis Facultad de Ciencias Biológicas, U.A.N.L., Monterrey, N.L, México. 1981.

González Ferrara, Mauricio. *Plantas medicinales del noreste de México*. IMSS, Grupo Vitro y Club Ecológico Novaterra, México. 1998.

González Sánchez, Leonor. *Plantas medicinales y su uso empírico en los municipios de Linares y Doctor Arroyo, N.L. México*. Tesis Facultad de Ciencias Biológicas, U.A.N.L., Monterrey, N.L, México. 1979.

Lawrence, George H.M. *Taxonomy of Vascular Plants*. Reimpresión en 1989. MacMillan Publishing Co. New York, U.S.A. 1951.

Lemus Pérez, María Teresa. *Antiguo manual de herbolaria indígena*. 13ª impresión. Ediciones Aguilar, México.

Manfred, Leo. *7,000 Recetas botánicas a base de 1,300 plantas medicinales americanas*. Ed. Kier, Argentina. 1947.

Martínez, Maximino. *Las plantas medicinales de México*. Ed. Botas, México. 6ª edición. 1993.

Martínez, Maximino. *Plantas mexicanas, catálogo de nombres vulgares y científicos de*. Ed. Fondo de Cultura Económica, México. 1ª reimpresión. 1987.

Nicholson, Michael y Arzeni B. Charles. *The Market Medicinal Plants of Monterrey, Nuevo León, México*. Economic Botany 47, pp 184-191. 1993.

Pérez Agustí, Adolfo. *Las 200 plantas más eficaces*. Ediciones Masters. Madrid, España.

Petrides, George A. *A Field Guide to Trees and Shrubs*. Houghton Mifflin Company 2ª edición. 1972.

Rector-Page, Linda. *Healthy Healing, an alternative healing reference*. Healthy Healing Publications, E.U.A. 1992.

Revista El Oráculo Astral, No. 3. *Las plantas de la salud, remedios naturales*. Editorial Andina, Madrid, España. 1990.

Rius. *El yerberito ilustrado*. Ed. Posada, México. 14ª edición. 1975.

Scott, Thomas G. and Wasser, Clinton H. *Checklist of North American Plants for Wildlife Biologists*. The Wildlife Society, U.S.A. 1980.

Shauenberg, Paul / Paris, Ferdinand. *Guía de las plantas medicinales*. Ediciones Omega, Barcelona, España. 4ª edición. 1980.

Villacis, Luis R. *Plantas medicinales de México*. Ed. Época, México. 1ª edición. 1978.

Sitios consultados en Internet

Annette Sandoval
http://www.crl.com/~pphalen/sandoval.html
Biblioteca digital de la medicina tradicional mexicana
http://www.medicinatradicionalmexicana.unam.mx/index.html
Checklists of flora in Western United States
http://www.chili.rt66.com/hrbmoore/HOMEPAGE/Floras/Checklists.html
Conabio
http://www.http://www.conabio.gob.mx
Diario Oficial de la Federación
https://www.dof.gob.mx/nota_detalle.php?codigo=4958062&fecha=15/12/1999#gsc.tab=0
Directory of Botanical Sites
http://www.helsinki.fi/kmus/botgard.html
Herbolaria medicinal de la zona norte de México
https://www.mexicodesconocido.com.mx/lherbolaria-medicinal-zona-norte-mexico.html
Infobae
https://infobae.com
Medical Plant Databases
http:// www.inform.umd.edu/EdRes/Colleges/LFSC/life_sciences/.plant_biology/Medicinals/helpful.html
Plantas medicinales de México
https://www.gob.mx/semarnat/articulos/plantas-medicinales-de-mexico?idiom=es

Plantas medicinales del estado de Durango y zonas aledañas
https://www.researchgate.net/profile/M-Socorro-Gonzalez-Elizondo/publication/322243994_Plantas_Medicinales_del_estado_de_Durango_y_zonas_aledanas/links/5a930427a6fdccecff059a8d/Plantas-Medicinales-del-estado-de-Durango-y-zonas-aledanas.pdf
Plantas medicinales la realidad de una tradición ancestral
https://vun.inifap.gob.mx/VUN_MEDIA/BibliotecaWeb/_media/_folletoinformativo/1044_4729_Plantas_medicinales_la_realidad_de_una_tradici%C3%B3n_ancestral.pdf
Southwest School of Botanical Medicine
http://www.rt66.com/hrbmoore/HOMEPAGE/Homepage.html
Steve Taormina, New Hope Magazine
staormina@newhope.com
The University of Texas at El Paso
https://www.utep.edu/herbal-safety/hechos-herbarios/hojas-de-datos-a-base-de-hierbas/chaparro-amargoso.html
Tlahui Medic
www.tlahui.com/medic
University of Harvard
http://www.herbaria.harvard.edu/Data/data.html
University of Washington
http://www.nnlm.nlm.nih.gov/pnr/uwmhg/comnames.html
Wikipedia
https://en.wikipedia.org
https://es.m.wikipedia.org
https://es.wikipedia.org

Créditos de imágenes

Página 6
Imagen propiedad de Robin Hood on Twitter tomada de Pinterest
8f4058a37c38f3e77b555771829f1f7c

Página 22 Aguacate
Imagen propiedad de Cristian Ruiz de Villegas. Tomada de Pinterest.
c6a583ed32d5d7b0cdc0238049874c20

Página 42 Belén
Dominio público
https://commons.wikimedia.org/w/index.php?curid=12219351

Página 80 Gordolobo
Dominio público

https://www.pinterest.es/pin/416583652807167271.

Página 90 Hierba del venado
Dominio público

https://www.pinterest.es/pin/452259987556051792/

Página 108 Lechuguilla
Archivo fotográfico Homero Adame

Página 116 Marrubio
Dominio público
https://www.pinterest.es/pin/795729827925281363/

Página 134 Níspero
Imagen propiedad de Panteek Antique Prints. Tomada de Pinterest.
1c9d8e572b8d16fd9101131e86ac90f1

Página 140 Orégano
Tomada de:
https://www.pinterest.es/pin/518547344594895988/

Página 146 Pitaya
Tomada de: https://www.gob.mx/siap/articulos/pitaya-y-pitahaya-no-son-lo-mismo-pero-son-igual?idiom=es/

Pitahaya
Tomada de Pinterest: https://www.pinterest.es/pin/413697915780951053

Página 176 Toronjil
Dominio público
https://commons.wikimedia.org/w/index.php?curid=255373

Página 188 Valeriana
Imagen propiedad de Panteek Antique Prints. Tomada de Pinterest.
67ec79b9159fbdf5b504a7a911959bb4

Página 198 Miel de abeja
Foto de beauty.biotrendies.com tomada de Pinterest.
4e6b8e1aff536bcd1bc806295686b0dc

Página 220 Ojos de boticario
Ilustración de Magasin d'herboristerie tomada Du jardin au Flacon en Pinterest.
https://i.pinimg.com/originals/d9/d4/2e/d9d42ef2c6f378f8ae4f6288dd7240ce.jpg

Página 248

Imagen propiedad de Richard Dragg. Tomada de Pinterest.
ab9de324eb4c2e519cd923ec3c4d0b7e

www.ingramcontent.com/pod-product-compliance
Ingram Content Group UK Ltd.
Pitfield, Milton Keynes, MK11 3LW, UK
UKHW040604210726
13854UKWH00009B/2526

9 786072 950665